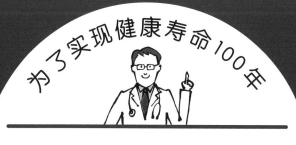

为了实现健康寿命100年

希望投资人、经营者提前了解

癌症的

「超早期发现与
超早期治疗」

森田祐二   **太田清五郎**

同志社大学 生命医科学部
抗衰老研究中心／
糖化应激研究中心Medical Fellow

投资人、经营者

KK Longsellers

前言———— 为什么身为投资人的我却 要 撰 写 关于癌

症的书籍

　　说起与癌症有关的书籍作者，我想很多都是医生或治疗亲历者。专家通过撰写书籍，告诉读者癌症是怎样的疾病，有怎样的治疗方法等，我们对此应心怀感激之情。

　　可以看到很多汇总了癌症患者经验之谈的书籍。如果罹患癌症，任何人都会意识到死亡，并且不得不面对死亡。患病期间情绪会因为各种纠结而起伏不定，并努力探索治疗方法。其中也有人挣脱癌症晚期的枷锁，有幸生还。我认为这些人士讲述的真实的亲身经历是非常宝贵的。

　　也有医疗记者就癌症治疗进行客观采访后撰写的书籍。

　　我既不是医生，也不是癌症患者。也不是以写文章为职业的人。我是在一个拥有约 1000 名员工的企业集团内从事各种投资和管理的经营者。此前曾从事过各种商务工作，我喜欢的是股票投资和资产运作，即作为投资人的工作。

　　投资人为什么会撰写关于癌症的书籍？我想很多人都会产生这个疑问，其实我有自己的原因。

　　首先，我将简单说明投资人是做什么的。

　　投资人的工作是向未来有望升值的事业投入资金。如果价值按预期升值，就会获得相应的利润。

　　例如：有房地产投资这一领域。假设用 1,000 万日元购买了某块土地。并不是为了想要修建自己的房子而购买。由于该地块所在地是未来有发展潜力的区域，估计未来一定会升值而购买的。如果这块土地升值到 2,000 万日元，就能获得 1,000 万日元的利润。

　　如果按预期发展的话，能够获得巨大的利润，当然，如果预判失误，则会造成巨大的损失。

　　说起投资人，很容易被认为是赌徒之类的人，但是成功的人绝对不会进行投一或投八的赌博。精准捕捉最尖端的信息，慎重预判时代潮流趋势的同时，发掘有升值潜力的投资对象。

　　我也是有一定业绩的投资人，仅会对确信真正有价值的项目投资。

我就是这样的投资人，并且对癌症医疗（检查方法、预防方法、治疗方法）进行了巨大的投资。

这是因为我认为本书介绍的癌症医疗有升值的潜力！

癌症医疗有升值潜力是怎么回事呢？

经济讲求的是供求法则。如果很多人有需求，商品价值就会提升。比如癌症医疗，希望接受癌症检查、预防、治疗的人越多，价值就会变得越高。

长期以来，癌症都是占据死因首位的最可怕的疾病。如果有好的检查方法、预防方法、治疗方法，大家都会被吸引过来。今后将正式进入老龄化社会，癌症患者将会日益增加。需求应该会进一步增长。

作为投资的对象，令我为之垂涎。

那么，应该投资怎样的癌症医疗呢？接下来就是投资人最拿手的地方了。

虽说如此，分析癌症这种疾病的特质，就会发现其实并没有那么困难。如果能够在病灶还局限在小范围的时候发现癌症，彻底治愈的概率将会提高。如果有能够超早期发现癌症的检查方法，价值将提升。不仅是发现癌症，包括能够切实预防癌症的方法、甚至是彻底治愈进展期癌症的治疗方法，如果有这样的检查方法、预防方法及治疗方法，只要立即做出投资决策即可。

但是，还未能简单地发现这样的癌症医疗。身为投资人的敏锐嗅觉是非常重要的。同时还会受到个人运气的影响。

可以说我是幸运的，或者说是因祸得福，我遇到了划时代的癌症医疗。我的运气很好。即刻做出巨大的投资决策。

所谓灾祸就是我的亲身经历。

几年前我因为身患严重的糖尿病而备受折磨。那是刚过50岁尚还年轻的时候，因患有糖尿病，体力和精神都被消耗殆尽，我放弃了人生，认为"生命也许就到此终结了"。我拜访了好几家医疗机构，但是没有一位医生告诉我能治好。

就在这个时候，**我遇到了很厉害的治疗方法。就是被称为"干细胞治疗"的最尖端的医疗**。对此我非常震惊。每次接受治疗后都会逐渐恢复活力，现在身体已恢复到毫无异样的健康状态。我认为这简直就是奇迹般的治愈。

干细胞治疗就是俗称的再生医疗。京都大学的山中伸弥先生因为 iPS 细胞研究获得诺贝尔奖，再生医疗受到了广泛关注。我接受的源自自身脂肪的干细胞治疗也属于再生医疗之一。虽然与 iPS 细胞的治疗相比，干细胞治疗是极其微小的存在，但是从实践性的意义而言是非常优秀的，在临床方面可以说其遥遥领先于 iPS 细胞。我也是得益于干细胞治疗，拥有了如同青年人般的健硕体魄与良好的精神状态。

亲身体验过干细胞治疗的效果后，我确信再生医疗将成为未来医疗的中流砥柱。因此，我在表参道开设了再生医疗诊所。诊所名称是"表参道 Natural Harmony 诊所"。理念是"将健康寿命延长 15 年"。

但我们知道，最大问题是癌症将成为阻碍"健康寿命 15 年"的最大劲敌。为了解决这一问题，我了解了本书中介绍的癌症医疗。

虽然很难详尽说明，但是在接受干细胞治疗后的一系列过程中，作为投资人的独特直觉告诉我

"这个一定行！"，莫名的心中的那种跃动感油然而生。根据我身为投资人多年的经验，产生这种感觉时大多情形下都会进展顺利。

我并不想说是"为了社会"这样的豪言壮语，但如果我通过投资，推广这种癌症医疗，最终应该能够帮助到很多人。

　　和我一样以投资为职业的人年纪轻轻就身患癌症并退出商界一线的情形也并不足为奇。

　　金钱的世界很残酷，精神经常会处于紧张状态。我们就是那种将这种紧张感视为快感而生存的"怪人"。但是，在不知不觉中对身心造成的损伤逐渐积累，导致很多人罹患重病，我的糖尿病也是如此。

　　我非常理解因身患疾病不得不放弃事业的悔恨遗憾。希望自己也希望其他投资人至少在达到平均寿命之前能保持健康的身体，希望作为投资人能充分发挥自身的才能。人生只有一次，任何人应该都希望在离开人世之前尽兴而活。阻挡人们实现这一愿望的最大劲敌就是癌症。

　　尽早发现癌症，并尽早治疗。如有可能，最好不要罹患癌症，因此才需要加大力度预防。因为平时很忙，等到发现时即使癌症已经扩散，也还有可能治愈的治疗方法。

　　我祈望成为这样的社会。

　　如果我的投资能够帮助到许多人，我就能够获得很多利润。这确实能够构建双赢关系。

作为一名投资人，没有比这个更令人开心的事了。

出于这样的原因，我撰写了这本书。

敬请阅读本书的全部内容。真的希望各位不要因癌症而在宝贵的人生旅途中途下车。

另外，松山淳先生在指导我这个医疗外行共同撰写本书期间逝世。我与松山先生秉持"将健康寿命延长十五年"的理念，共同运营诊所至今。我将与众多医生继承他的遗志，实现这一梦想。

此外，本书的所有医学性记述均在森田祐二医生的监修下执笔。

太田清五郎

目录

第三章 | 我投资的癌症医疗
治愈处于进展期的癌症

第四章 | **面对面访谈**
**为了将癌症防患于未然，扩展癌症治疗
的选择我们力所能及的事**

第五章│癌症究竟是何物?

第一章

开拓克服癌症的道路

因亲人好友罹患癌症而获得的感悟

几年前，我身边的两个人患了癌症。

其中一位是我的母亲。她患上胃癌，幸运的是癌细胞还未转移，通过将胃全部切除，暂且治愈了。

得益于手术这种现代医疗手段，我母亲的生命能够得以延续，这是件好事，但是，由于将胃全部切除，术后饮食都只能进食研磨得很细的流食，出院之后也无法再像以前那样尽情享用美食了。

对于喜欢美食的母亲来说，仿佛失去了一半的人生乐趣。由于不能尽情饮食，她变得不愿意外出，总是宅在家里。

也许还有对癌症复发的忧虑吧。母亲没有了往日精神健硕的样子，成天过着提心吊胆、惴惴不安的日子。

并不仅仅是母亲一个人有这样的经历。我的周围还有好几个人，他们都是事业成功人士，但是刚被确诊为癌症就变得垂头丧气，这也是常见的情形。

如果罹患癌症，不仅身体方面，精神方面也会受到极大的损伤。无论工作还是个人生活都将失去奔头，体会到以往努力打拼的成果分崩瓦解的落寞。

另一位是与我同龄的 N，我们作为好友彼此信赖并互相尊敬。

N 是一家位于南青山的名为"U"的江户前寿司店的店主兼主厨。"U"是被知名的米其林指南东京版评为两星的非常出色的寿司店，获得了"极其美味，即使远途前来也值得到访的日料餐厅"的评价。

在N因癌症去世前的六年里，我每周周三必会前往这家餐厅就餐，品尝N亲手烹制的寿司，从未缺席过。一边夹起寿司大快朵颐，一边与N畅谈的场景，可以说曾经是我人生中的最大乐趣。

某一年的五一黄金周假期前夕，餐厅联系我说"主厨（N）住院了"。当时我突然想起以前看到 N 的脸色时就预感可能是癌症。我赶忙前往拜访，但是看到餐厅已关门停业，未能与 N 见面。

此后又过了一段时间，我驾车经过代官山的过街天桥时，脑海里忽然闪现"N现在怎么样了？"这个念头。就在这一瞬间，我的手机铃声响起。是N打给我的电话。

我将车停下来，在电话里问他："主厨，你还好吧？"从电话的另一头传来不寻常的迹象。

主厨用有气无力的声音告诉我："其实我得了食道癌。现在住在有明的癌症研究会（癌症研究会有明医院）里"

还说"关于今后的事情想与你商量一下"。

第二天我去医院看望了他。那是N去世的两个月前，他已经入住了临终关怀住院楼，由于抗癌药物治疗没有效果，他被医生询问是否停止治疗。

"今后我还是想继续经营寿司店，但是由于我还有贷款，你是否愿意接手成为这家店的主人"

N带着深深的歉意开口说出了这样的话。

我不可能提出反对意见。

"当然愿意"

我很爽快地同意了。

起初我还担心他被主治医生告知"抗癌药物没有效果"时一定非常忧虑，但是实际看到他并没有丧失活下去的底气。还对未来抱有很大的希望。

只是考虑到现实，N 本人是餐厅的招牌，从他开始住院后餐厅就无法营业，无法支付员工的工资和进货所需的货款。包括 N 的健康状况在内，绝对不是能够乐观的状态。

如果是为了最亲密的好友 N，我下定决心无论做什么都可以。此时我绝不能惊慌失措或表现出焦虑。

我建议

"我们两个人一起接受病情告知吧"。有必要在正确接受现实的基础上，采取下一步措施。

主治医生向我们告知了"现实"。

"啊？"

虽然我打算硬着头皮壮着胆接受病情告知，但是还是对主治医生说的话深感震惊。

"因此，还剩一个月左右吧"

我们两个人都说不出话来。N 抱着胳膊，闭着眼睛，嘴角向下，咬紧双唇，一直目光朝下。

沉默些许后，主治医生给我们看了用内窥镜拍摄的食道影像。食道内留下了令人触目惊心的手术痕迹。胃也被切除，还拍摄到了横隔膜出血的影像。

"我再也活不了了吧……"

N 低声嘟哝的话语，至今仍萦绕在我的耳旁。

我们获知了严酷悲惨的现实。无论怎么哭喊，都无法扭转N 将于一个月后离去的命运安排，因此必须要以此为前提采取行动。

被告知后，我考虑尽可能在N 活着的时候让餐厅重新开张营业。于是，匆匆让他的徒弟接手餐厅，并要求他迅速重新开张营业。这是 N 去世三周左右之前的事。

我带着 N 和他的家人去了餐厅。N 看到餐厅和努力工作的员工，感极而泣。我也流下同情的泪水。

N 当时虽然虚弱无力，在离开餐厅时却留下了十分爽朗的笑容。我目送他远去，直到他的背影消失不见。

N 去世后，我有好一段时间都感到茫然失措。干什么都打不起精神来。他与我是同龄，曾经那么有活力，在寿司行业被誉为最严格的老前辈，然而却如此轻易的就离去了……。人无论做什么，无论曾经多么辉煌，一旦罹患癌症就意味着生命的终结，我深感命运的冷酷无情。

"仅靠标准治疗还远远不够吧"

母亲与 N。以这两人的经历为契机，我开始查询与癌症治疗有关的信息。每 2 个日本人中就有 1 人罹患癌症，全年有近 40 万人因患癌症而死亡的事实让我非常震惊。日本全国每年的死亡人数为 130 万～ 140 万人左右，因此可以计算出每 3 个人中就有 1 人因患癌症而死亡。

虽然新型冠状病毒引发了巨大的混乱，但是癌症也导致平均每天竟有 1000 人死亡。如果电视上每天都播报"今天有 1000 人因癌症而去世"，你会有何感受? 也许有人陷入自己也可能因患癌症而死亡的恐怖与担忧，甚至患上抑郁症。

癌症并不会传染，尽管如此，还是有如此多的人因其而死亡，因此我认为对癌症的预防和治疗应该比新型冠状病毒投入更大的力量。

我曾经完全不了解医疗。我一直以为如果生病的话去医院就可以了。我曾经相信只要去医院，就像在维修厂内修理故障的汽车一样，身体还会恢复到健康的状态。

有些疾病可以通过手术或吃药治愈。然而，疾病也逐渐变得复杂化，如此一来，没有能切实治愈的治疗方法的疾病也在增多。让我深感痛苦的糖尿病也是其中之一，即使能够通过药物与改善生活习惯控制症状，但似乎很难完全治愈。

癌症就是其中最典型的疾病。

如果能够尽早发现，通过手术切除病灶即可治愈。但是，癌症很棘手的地方就是会发生转移或复发。

即使被告知"手术很成功"，也不能安心无忧。所谓转移是指癌细胞扩散至身体的各个部位，在其他脏器也发生癌症。如果发生转移，治疗的难度就会陡增。

将通过手术彻底切除后有癌症再次产生的现象称为复发。
我曾经听某位外科医生说过，即使医生自认为手术非常成功，
几个月后复发又再次回到医院的患者也不少。如果一旦复发，
与转移一样，治疗难度将极大增加。

除了手术，常使用抗癌药物进行治疗。随着高效药物越来
越多地被开发出来，人们的期望也在提高。手术后还会使用抗
癌药物实施防止复发和转移的治疗。

但是，因为抗癌药物是强效药物，不可避免地会产生副作
用。癌细胞的特征是分裂的速度。抗癌药物具有靶向性地杀伤
分裂速度快的细胞的性质。但是，分裂速度快的并不仅有癌细
胞。消化器官的粘膜和毛根等细胞也会快速分裂，因此会受到
抗癌药物的影响。因此，尽管似乎存在个体差异，但患者都必
须忍受痛苦的副作用，例如严重的恶心、脱发、食欲不振、浑
身无力无法动弹。

现已开发出了被称为分子靶向药物的试图靶向性攻击癌细
胞的抗癌药物，但副作用也是无法避免。

　　由于设备和技术的显著进步，放射治疗也是被寄予厚望的治疗方法。传统的放射治疗是用放射线灼烧患癌部位及其周围，因此正常细胞也会受损，如果放射线照射了消化器官，可能会引起恶心呕吐、食欲不振、腹泻等副作用。如果是照射头颈部，有人会由于口腔溃疡和口腔干燥、脱发而感到很痛苦。经过放射线照射后的皮肤也可能出现瘙痒和疼痛症状。也有人主诉会产生全身倦怠感。

　　最近，能够精准攻击癌症的先进装置问世了，该装置能够大幅度减少副作用，但还是会对身体造成相应的负担。

　　手术、抗癌药物、放射治疗这些标准治疗确实在不断进步。这是非常值得称赞的事情，但仍然还有很多N那样的即使想挽救也无法挽救的生命。

　　我认为**"仅靠标准治疗还远远不够吧"**。

　　需要某种附加的治疗方法。或者，也许我们需要重新思考抗癌思路。

我一直都在思考"什么样的癌症医疗可以挽救更多人的生命？"。

癌症是一种非常严重的疾病。

如果不幸患上癌症，多年打拼后铸就的地位和财产都将化为泡影。在因癌症失去亲近的人之后，我深有感触。

癌症并不是与自己无关的事。永远不知道自己什么时候会患癌症。我也不愿意因为癌症而失去努力打拼后拥有的财产和地位。就算为了自己也希望预先了解癌症和癌症治疗的相关信息，出于这一愿望，我进行了很多调查和思考。

当然最好就是不得癌症。然而现实是每两个人中就有一人罹患癌症。今后也许还会进一步增多。如果束手待毙，自己罹患癌症的概率将会逐渐提高。

那该怎么办呢？

如果不可能百分之百预防，那就必须以罹患癌症为前提来思考。

如果罹患癌症是无可奈何的事，那什么才是最重要的呢？

就是尽早发现癌症。如果能尽早发现癌症，治疗也很简单，转移和复发的风险也会降低。总之，就是要定期接受检查，如果在病灶还局限在小范围的时候能够发现癌症并治疗，应该能彻底治愈，不至于酿成大祸。

但是，现在医院实施的检查存在技术上的瓶颈，癌症不发展到一定程度的大小就无法发现。也有发现时已转移的情形。即使能够通过手术完全切除，有时也会复发。

令人遗憾的是现在的检查技术虽说是早期发现，但现状还是让人无法安心。

为了提高癌症的治愈率，需要能够更早发现癌症的技术。我认为检查方法的发展是癌症医疗中非常重要的一点。

如果能够开发出超早期发现癌症的检查方法，那是很难能可贵的事情。这样对癌症的担心和忧虑将会大大减少。

以超早期发现以及身体毫无负担的预防方法避免罹患癌症

但是，无论多么早期发现，如果没有治疗方法，还是会令人陷入困境。假如发现了常规检查中通常无法发现的微小癌，并被告知"建议接受手术全胃切除"，我想也许任何人都会犹豫不决吧。

人类拥有免疫力这种强大的防御功能，帮助我们排除每天都会产生的几千个癌细胞。也许免疫力也能够将通过超早期发现查出的癌症赶尽杀绝。

如果可能的话，我想多数人应该都不愿意对超早期癌症使用手术或强效药物这些对身体会造成负担的治疗方法。

说到底，就是要在超早期发现的阶段，通过预防致癌、预防发病这样的方式提前采取对策。如果有这种水平的医疗，你不认为很好吗?

　　现代医学侧重于治疗,预防并不太受重视。罹患疾病后医疗才能发挥作用。说起预防,无非是注意饮食、积极锻炼之类程度的措施,不会超出生活方式领域,不属于医疗的范畴。如果真的想要克服癌症,治疗方法的发展当然也很重要,但我认为有必要从医疗的角度进行更多的预防工作。

　　超早期发现癌症。

　　这是预防的第一阶段。

　　如果通过检查被确诊为灰色,就要在这个阶段采取对策。防止癌细胞进一步增大。最好是有癌细胞产生后就能让其彻底消失的治疗。而且通过温和的治疗方法来应对也是非常重要的。

　　前景如何呢?这样的话,我预计因癌症去世的人将会大幅度减少。

　　"真的有这么好的事吗?"

　　我想也许有人对此会产生怀疑,我由于自己的健康状况恶化,以此为契机发现了令人震惊的超早期发现和预防癌症的方法。关于这一点,将在下文中叙述。

　　如果说通过超早期发现&预防是否就能确保万无一失,这是不可能的，因为癌症这种疾病远比我们预想的更加顽固。

如果不采取进一步的措施就无法安心。

稍微发现一点缝隙，癌症就有可能不断扩展攻势。无论开发出多么高精度的检查方法，都必定存在漏网之鱼类的逐渐增大的癌细胞。

也有人在定期筛查体检中被判定"无异常"，就感觉可以安心无忧了，但是一年后却被诊断为晚期癌症。即使是能够超早期发现癌症的检查方法，不能保证百分之百没有问题。

或者，虽说接受能够超早期发现癌症的检查方法很好，但是也存在接受检查时癌症已经增大的情形。

不要以为只需超早期发现＆预防即可，如果不提前采取另外一项对策就无法做到完全安心。还需提前准备对进展期癌症有很显著疗效的治疗方法。

"真的有这样的治疗方法吗？"

有这样的疑问是合乎情理的。要治愈进展期癌症是难度很大的事情。尽管全世界的优秀医疗从业人员都在为克服癌症而不断的努力，但还未发现能切实治疗晚期癌症的方法。《○○

疗法使晚期癌症消失了！》虽然有很多这种类型的书籍出版，但准确地说，我认为应该"也有癌细胞消失的人"吧。仅靠一个方法来彻底消除晚期癌症是不太可能的。

我收集了很多关于癌症医疗方面的信息，经咨询专家及深思熟虑后，**最终得出了有必要采取检查、预防、治疗这三阶段流程**的结论。

首先是超早期发现癌症。如果在这个阶段做好预防，确保癌症病灶不再增大，即可安心无忧。但是，如果发现时癌症已处于病情发展的状况，则应该更加积极地治疗。如果是晚期癌症，仅靠标准治疗，是很难治愈的。需要替代标准治疗的或者附加的治疗方法。

如果能够构建这样的癌症医疗，因癌症而不得不放弃梦想的人应该就会减少。

如果能够确立这样的癌症医疗，我将毫不犹豫地投资。因为这必将会产生巨大的利润。此外，如果能够推广这种治疗方法，很多人就能够摆脱癌症的恐惧，即使罹患进展期癌症，也能够看到治愈的希望。我也能从中获利。周围的人也会开心。这正是双赢的关系。

　　说起投资人，往往被认为仅考虑赚钱，但是我希望各位知道其中也有在思考采用怎样的方式才能够为社会做贡献的投资人。我也不能说什么豪言壮语。我一直以来都从事金钱至上的工作。

　　但是，自己曾经身患重病的经历、以及因癌症失去亲人好友的经历都让我的想法在逐渐发生改变。

　　我希望从投资人的角度来克服癌症。也希望将其作为一项事业并要取得成功。

　　这就是我现在的野心。

导致野心崩溃的最大原因是癌症

　　我认为对于投资人来说，**最重要的东西就是"时间"**。

　　投资人是这样思考时间的。

　　假设按照年利率 7% 来投资股票和实施资产运作 10 年后，资产刚好增加到 2 倍。如此计算的话，假设现在手头持有 1 亿

日元的资产，10 年后就会增加到 2 亿日元。

我虽然不打算活到 100 岁，但是现在是 50 多岁，如果在达到平均寿命之前能够保持健康活力，这期间还能够切实使资产增值。

然而，如果在迎来平均寿命之前就失去健康，无法继续工作，就不能创造理论计算上的收益。对我们来说，在应该能创造资产增值的 10 年内，罹患癌症并死亡就等于被击败。

如果能多活 10 年，就能够给家人和孩子留下 2 亿日元的资产。也能够在自己年老后使用。但是，如果身患疾病，不仅不能赚钱，为了治疗，也许还不得不使用这 1 亿日元的本钱。还可能将手头的资产全部用于治疗疾病，导致资产清零。对于以增加财富为工作乐趣的投资人来说，这是一件很痛苦的事情。

野心崩溃的最大原因就是癌症。既然这样，如果不罹患癌症，或者即使罹患癌症，也有能够保持 10 年健康的医疗方法的话，对投资人来说就能够安心地在按较长时间的跨度计算资金的动向，这是令人值得感激的事情。

我在思考这一切的过程中，突然对癌症医疗爆发出巨大的兴趣。推广更好的癌症医疗，对于保护自己的健康，确保事业取得成功也是非常重要的事，而且如果进展得顺利，还能够获得巨大的利润。

在这里笔者将就自己的个人履历进行简单的介绍。

我出生于东京首次举办奥运会的前一年，我的童年是在战后经济高速增长的时期度过的。此后，在世界经济因第一次石油危机而停滞不前的背景下，我在经济持续稳定发展的日本大学毕业后，为了学习经营，作为第九期学生入读了松下政经塾。

从政经塾毕业后，我在以（株）安盛咨询公司（现在的㈱埃森哲）为代表的外资咨询公司从事过由破产重整基金直辖的以 IT 战略为代表的全公司收益改善、企业破产重整等很多项目。

其中 1999 年还参成立 MONEX 证券公司，我感到这段经历为我后来成为投资人积累了宝贵的经验。此后我在担任多家公司高管的同时，还从事股票投资和资产运作，人生的旅程可谓一帆风顺。

虽然自己说不太合适，我感觉我的人生之路简直就如上空打鸟般游刃有余。我得道了想要得道的所有东西。无论事业还是个人生活都光彩夺目，熠熠生辉。

但是，过了 50 岁之后，如前文所述，我患了严重的糖尿病，并由此陷入过度思虑的状态，认为自己的人生即将就此终结。但是，因祸得福，我遇到了卓越的治疗方法（干细胞治疗），并且以此为契机，了解到癌症医疗，让我觉得"只要有这个，癌症就不再恐怖"，我作为一名投资人，因此实现了重焕新生。

俗话说人间万事都如同塞翁失马，当你登上高山之巅正在得意洋洋之际，瞬间又"啪嗒"一声一落千丈，跌入谷底。但是，人还是会重新再爬起来的。所谓人生其实是很有趣的。尤其是金钱的世界跌宕起伏，昨天以前还威风凛凛的人今天就沦为身无分文的例子比比皆是。

由于这样的经历，我的脑海中时时刻刻都在算计金钱。根据是否盈利来判断选择的道路。所谓投资人就是从事因果法则下的买卖。

因此，对于癌症医疗，我也是根据是否具备投资价值来进行评估的。

也许我会遭受斥责："医疗不是算术！"但是，没有金钱的话，医疗就无法成立。成为一名医生大概要花费多少钱呢？诊所的开业资金也是高得惊人。不仅药物的开发费非同寻常，设备投资也是相当昂贵。如果不是让投资人为之垂涎的医疗，无论理想多么高远，都不过是纸上谈兵，画饼充饥而已。当然必须要思考通过提供医疗来获得利润。

我认为资金是社会的血液。如果血液不足，血液循环变差，人就会罹患疾病。金钱不足，金钱流动不畅社会也会处于病态。如果社会不健康，人的健康也将受到毒害。

以 2020 年开始的新型冠状病毒疫情为例，就能充分理解这个道理。

由于"如果感染新型冠状病毒也许会死亡"，让很多人陷入焦虑，任何国家都采取了各种对策以全力阻止疫情扩大。洗手、戴口罩是理所当然的事情，为了避免人群密集，日本政府还要求居民主动减少外出，在海外有些城市采取了封城措施，日本也发布了紧急事态宣言，人员流动急剧减少。其结果是资金停止流动。

由于金融宽松政策，市场上资金过度充盈，但是如果没有四散流动，就不能说是健康的经济。投资人的工作就是让资金流动。我感觉在新冠疫情之下，由于人员流动受限，资金的流动也发生了偏离。

不健康的经济让人身心受到打击。身体状况恶化的人、精神方面患病的人增多，也有人因过度悲伤而选择自杀。

血液顺畅流动到脚尖和指尖，人才能够健康生存。资金流动到底层人民，社会才能变得健康。**新冠疫情不仅影响人们的身体健康，也对社会经济造成了疾病的困扰。**

我认为有必要以新冠疫情为契机，认真地思考金钱的事。不仅仅是存钱或赚钱，还要思考如何才能让资金流动起来。我们投资人也是通过巧妙地让金钱流动起来，才能从中盈利。

我选择了投资癌症医疗。我确信这项投资会取得成功，并且其他投资人应该也会关注癌症医疗。这样应该就能开拓出一条新的道路，帮助人们战胜对癌症这种被视为无法治愈的疾病的恐惧。

从这个意义上来说，我认为"医疗就是一种计算"。由医疗相关人员创造并提供投资人愿意投资的医疗，最终会促使医疗发展，帮助众多人从痛苦的疾病中获得解脱。

在下一章我将说明我投资了什么样的癌症医疗。

如果您阅读本文，我相信您也会对我经历的事情产生认同和感动，或许会惊叹于"原来还有这样的方法"。

让我们告别因癌症而放弃梦想的时代吧。

第二章

我投资的癌症医疗
超早期发现与预防医疗

癌症是越早应对越好

以下将具体说明我投资的癌症医疗。

说起抗癌措施，治疗方法受到了广泛关注。癌症治疗日新月异。已开发出各种各样的治疗方法。民间还流传有很多西医以外的代替疗法的信息，目前，患者已经能够选择各种各样的治疗方法。

但是，因癌症而去世的人一点也没有减少。

为什么会如此呢？这是因为通过体检发现癌症时，病情已处于进展状态的人无论怎样治疗，都很难彻底治愈。如果癌细胞停留在原发部位，还能够想方设法进行治疗，但一旦癌细胞转移或复发，将会极大地增加治疗的难度。

即：癌症就是与时间赛跑。根据病情的进展程度，治疗结果会截然不同。由此可见，不要仅仅期待治疗方法，"癌症要尽早发现尽早处置"，进行这样的意识转变是非常重要的。

　　"尽早发现尽早治疗"。 这是一直以来都被反复强调的道理， 因此并没有新鲜感， 但是如果能充分执行， 癌症应该不再是可怕的疾病。

　　但是， 有必要知道现在医疗中的早期发现并不是真正意义上的 "早期"。

　　如果没有能够在比以往更加超早期的阶段发现癌症的技术， 将癌症防患于未然是不可能实现的。 若不是针对 "放任不管症状也许会消失" 的这种病情程度采取应对措施的话，是行不通的。

　　好莱坞女星安吉丽娜朱莉很早以前通过基因筛查了解到自己患乳腺癌与子宫癌的风险很高， 于是接受了乳腺和卵巢、输卵管切除手术， 这件事曾在社会上引发热议。 那时她还没有罹患癌症。 仅仅是听说有风险， 就做出如此巨大的决断。这可谓是极端的预防方法。

　　虽说如此， 普通人对于通过手术切除没有任何问题的部位是有抵触情绪的。 我虽然钦佩她的果断决定， 不禁思考： 难道就没有更温和的癌症预防方法吗?

　重要的是获知患癌风险较高时采取应对措施。 那也是越早越好。 另外， 无论多早获知风险， 如果没有采取应对措施， 否则没有意义。 必须提前准备即使不切除内脏也能够将癌症防患于未然的方法。

　在此基础上， 如果有针对检查时发现病情已处于进展状态的癌症患者的对策， 你不认为这是划时代的癌症医疗系统吗?

　当我得知接下来将要介绍的癌症医疗系统时， 兴奋地认为 "这样的话就不必再担忧癌症了" ！

　我想很多人都会对此感到震惊， 惊呼竟然还有这样的做法。 判断是否投资时我都会对投资对象进行深入彻底的研究。 经常也会详细了解相关信息， 甚至达到专家的程度。 这几年我还学习了很多关于癌症医疗的知识。 在此基础上， 正因为我确信是划时代的方法， 才做出投资的决策。

通过 CTC 检查超早期发现癌症

　　首先我将就检查进行说明。

　　正如之前所提到的，在一般的癌症筛查体检中，即使采用 PET（正电子发射断层扫描）这种能够一次性筛查全身癌症的手段进行检查，据说癌症没有生长到 5~10mm 以上的大小就无法发现，并且与炎症病灶很难相区分。如果是这种程度的大小，手术切除将成为首选的治疗方法。现在也有内窥镜辅助治疗这种身体负担较小的手术，即便如此，还是会对身体造成损伤，因此也可能需要住院，还会消耗体力。

　　如果能够更早发现癌症，治疗将变得格外容易。能够用远比手术对身体的伤害轻微得多的方法来治疗。

　　据说即使是健康的人，每天也会产生几千个癌细胞。免疫力等会发挥作用，努力使人体保持健康，防止癌细胞扩散。

即便如此， 其中还是有不断进行细胞分裂， 聚集成小的癌细胞团的细胞。 如果聚集成小的癌细胞团， 凭借免疫力也很难简单地消除这些细胞团， 癌症发病的风险将会提高。但是， 就是在这个时候， 也有即使不手术也能够实现治愈的可能性， 因此有必要找到能够在微小肿瘤阶段发现病灶的检查方法。

接下来我将说明癌症是如何逐渐增大的。

如前文所述， 癌症的形成始于正常细胞发生癌变。 正常的细胞经过一定次数的分裂就会死亡， 但是癌变的细胞将无限增殖。 如果放任不管， 就会逐渐变大。 人体能够发挥防止出现这种现象的功能。 人体存在被称为细胞凋亡的细胞自我毁灭的系统， 并以免疫细胞排除变异细胞的方式来阻止癌细胞增加。

但是， 这种卓越的机制也并不完美。 也有从监视网逃逸并生长的癌细胞， 反复分裂并逐渐聚集成癌细胞团＝成为癌症肿瘤。 当生长到几毫米至 1 厘米左右的大小时， 就会在体检中被诊断为 "有可能是癌症"。

任何人都希望能够更早发现正在癌变并分裂的细胞吧。 **我就遇到了这样非常好的检查方法。** 如果能够推广这种检查方法， 不仅能够超早期发现癌症， 还能够采用对身体无负担的治疗方法来预防癌症， 对此我兴奋不已。

这就是 CTC （血液循环肿瘤细胞） 检查。

癌细胞分裂并聚集成团， 生长到 1~1.5mm 左右的大小后， 就会长出新的血管 （新生血管）， 并与正常血管连接， 抢夺氧气和营养。

如果形成新生血管， 肿瘤干细胞就会入侵到正常血管内。肿瘤干细胞将随着血液循环向四处扩散。 这会导致癌症转移。癌症抢夺氧气和营养， 实现本体生长的同时， 还会从事扩散肿瘤干细胞这样的恐怖行为。

CTC 检查正是将这种机制应用于癌症检查。

即： 如果在采血筛查时发现血液内有肿瘤干细胞， 就能够判断在某个部位有 1~1.5mm 的肿瘤， 并很可能已经通过新生血管入侵到血液内。

在这个时候就要进行预防治疗。 我将在下文中叙述接受怎样的治疗， 由于还是微小的肿瘤， 没有必要采用强效的治疗。 是能够温和地预防癌症的。

〈超早期发现的示意图〉

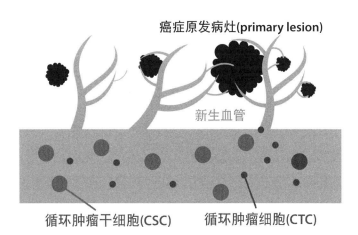

癌症原发病灶(primary lesion)

新生血管

循环肿瘤干细胞(CSC)　　　循环肿瘤细胞(CTC)

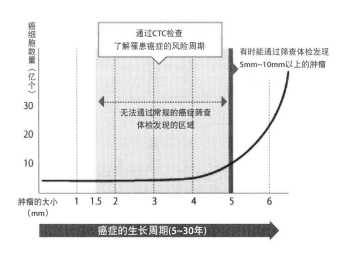

癌细胞数量（亿个）

通过CTC检查
了解罹患癌症的风险周期

有时能通过筛查体检发现
5mm~10mm以上的肿瘤

30

无法通过常规的癌症筛查
体检发现的区域

20

10

肿瘤的大小（mm）　1　1.5　2　3　4　5　6

癌症的生长周期(5~30年)

从 20cc 的血液中获得各种各样的信息

CTC 检查仅需采集 20cc 的血液进行检查， 就能够查出体内是否有微小的肿瘤， 除此之外， 还能够获得很多关于患者的癌症的信息。

能够获得怎样的信息呢？

通过培养血液中的肿瘤干细胞， 就能够进行各种各样的检查。 接受基因检查就是其中的一种。 基因内被写入大量信息。 因为通过检查能够读取这些信息， 现代科学发展到了令人恐怖的程度。

另外， 还能够检查抗癌药物和抗癌物质、 放射线等是否有效。

到底是怎样的信息呢？ 来看一下具有代表性的信息吧。

①癌基因解析

癌症是由于基因变异引起的疾病。 筛查哪个基因有变异，细胞发生了癌变。

②抗癌药物感受性

将约 50 种抗癌药物对经过培养的癌细胞实施 6 天给药，调查哪种抗癌药物的效果显著， 或者哪种抗癌药物会对身体造成较大的损伤等， 并根据综合的观点选择适合的抗癌药物。

③分子靶向药物感受性

所谓分子靶向药物是指靶向性地攻击仅有癌细胞才具有的分子的抗癌药物。 抗癌药物对正常细胞也会造成损伤，但是， 分子靶向药物能够仅精准攻击癌细胞， 有望实现副作用相对较小的治疗。

如果使用经过培养的癌细胞， 就能够调查有望拥有治疗效果的分子靶向药物对癌细胞造成的损伤程度。 这将有助于从 44 种分子靶向药物之中选出最有效的药物。

④天然成分感受性

天然成分是指抗坏血酸 （所谓的维生素 C） 和岩藻聚糖硫酸酯 （fucoidan）、 姜黄素、 纳豆激酶等不属于药物的天然存在的成分。 天然的生理活性物质中存在具有直接或间接的抗癌作用的物质。

并且，　作为药物不具备的效果，　由于其还含有可发挥刺激免疫系统激活免疫细胞功效的成分，　在欧美也可能对处于无法耐受抗癌药物状态的患者使用天然成分，目的是旨在改善患者的健康状况。　针对经过培养的癌细胞，　施用约 50 种天然成分，　并从中选择有助于治疗的药物。

⑤**放射线感受性**

检验癌细胞对放射治疗是否有抵抗性。　能够提前了解放射治疗对癌症是否有效。

⑥**热疗感受性**

目前了解到一般情况下，　肿瘤组织暴露在 42℃ 以上的温度下就容易坏死。　**也有医疗机构开展热疗，　用高频电磁波等对位于身体深处的癌症肿瘤加热，　以 42℃ 以上的温度诱导其坏死**，　使用经过培养的癌细胞，　调查这种治疗是否有效。

除此之外，　还能够检查转移、　复发风险的可能性以及被作为多发性骨髓瘤的治疗药物使用的 “沙利度胺（Thalidomide）” 是否有效等。

另外， CTC 检查不仅可以作为癌症治疗前的检查， 还能够在治疗后调查此治疗方法是否有效以及是否存在转移和复发的风险。 即： 如果治疗见效了， 血液中的肿瘤干细胞就会减少或消失。 如果肿瘤干细胞没有减少， 就可以换成其他的治疗方法， 无需再继续实施没有效果的治疗。

仅需采集 20cc 的血液， 因此不会对身体造成负担。 如果巧妙地使用这种检查， 就能够在认为危险时立即采取应对措施， 因此若能推广这种检查， 被无情地告知 "为时已晚" 的人应该就会减少。

预防治疗 1 ——激活 NK 细胞

若通过 CTC 检查发现体内存在微小的肿瘤， 应转移至预防治疗， 以防止癌症不再继续增大。

不光要防止其增大， 由于肿瘤干细胞已随着血液循环扩散至全身， 因此必须在开始分裂前将其消除。

此时免疫力将发挥积极作用。

自从新冠疫情开始扩大，免疫力就爆红出圈，备受瞩目。如果病毒和细菌从外部入侵，各种各样的免疫细胞就会立即出动展开攻击。无论流行性感冒和新冠疫情的流行规模如何，并不是所有人都会感染。也有很多人即使感染，症状也很轻微。

如果说为什么会因人而异，这是因为免疫力强的人不易感染，即使感染症状也很轻微。因此，有人大声呼吁"为避免感染新冠病毒最好是提高免疫力"。免疫力也能排除癌细胞。如果提前提高免疫力，就能够预防癌症。

在人体拥有的多种免疫细胞之中，我关注的是 **"NK（自然杀伤）细胞"**。NK 细胞是在免疫系统的最前线工作的淋巴细胞之一，被划分到自然免疫的范畴。

免疫分为自然免疫与获得免疫。

自然免疫是我们体内与生俱来的免疫系统，他在体内巡逻时，只要发现癌细胞和被病毒、细菌等感染而异常的细胞后就会迅速予以攻击并杀灭。除了 NK 细胞，免疫细胞还有巨噬细胞和中性粒细胞、树突状细胞等。

如文字所示，获得免疫是指后天获得的免疫。获得免疫的特征是能记忆曾入侵过的细菌和病毒等病原体，当再次遭到入侵时会快速做出反应。因此，不容易再次罹患曾经患过的感染症。身为免疫系统的指挥塔的树突状细胞和淋巴细胞（T 细胞和 B 细胞）与获得免疫有关。

我关注的是自然免疫，据说特别是 NK 细胞对抑制致癌非常重要。

埼玉县癌症中心实施了旨在实际验证 NK 细胞的活性度与致癌风险的关系的调查。该调查在全世界首次实际验证了个人的免疫力高低与致癌风险的关系。这是一个很好的且非常有意义的调查。

将受试者的 NK 细胞的活性度（NK 细胞活性：是指一个 NK 细胞能够破坏几个感染细胞和癌细胞的能力）分为"高"、"中"、"低"三个组，实施为期 11 年的长期跟踪调查。

其结果了解到 NK 活性较弱一组的人员癌症发生率是其他小组人员的 1.7 倍。

也就是说，　其证明了如果 NK 细胞处于被激活的富有活力的状态，　还能够减轻罹患癌症和感染症的风险。

然而，　众所周知，　受年龄增长和营养不足、　睡眠不足、精神压力等的影响，　NK 细胞将减少。　也有调查表明放松或欢笑等会提高 NK 活性。　这是一种稍有一点变化就会提高或降低的非常敏感的免疫细胞。

尤其是如果被确诊为癌症，　任何人都会失去食欲，　并受到失眠、　担忧和恐怖的折磨。　这些都会导致 NK 活性降低。并且，　笑容也可能会减少，　NK 细胞很难恢复活力。

如果被确诊为癌症，　奋战在最前线并最值得依靠的免疫力将会降低，　陷入癌细胞不断扩散的恶性循环。

为了切实提高NK细胞的作用，　需增加NK细胞的数量并提高质量。

也许被认为 "还有这样的方法吗"， 但这是已切实确立并被临床应用的做法。

采集患者的血液。 如果从中分离出 NK 细胞， 培养 3 周， 数量将会增加至 1000 倍左右。 还将实施激活处理。 以点滴输液的方式将数量增加且已恢复活力的 NK 细胞回输到体内， 免疫力将会提升。 由于是使用自体细胞的方法， 因此身体的负担也较小。

这种治疗已进入再生医疗品类， 只有在已向厚生劳动省提交提供计划书并被受理的医疗机构才能接受治疗。

预防治疗 2 ——阻断癌变

构成我们身体的细胞一直都在不断地反复分裂。 分裂时细胞内的基因也以精巧的机制被复制并存储于新细胞内。 然而， 基因的结构非常精密， 轻微的刺激就会受到损伤， 复制时可能会出现错误。 基因会因化学物质污染、 或被病毒和细菌感染而受到损伤， 原本的基因信息传递可能会受阻。

〈从历时年数看癌症的发生率〉

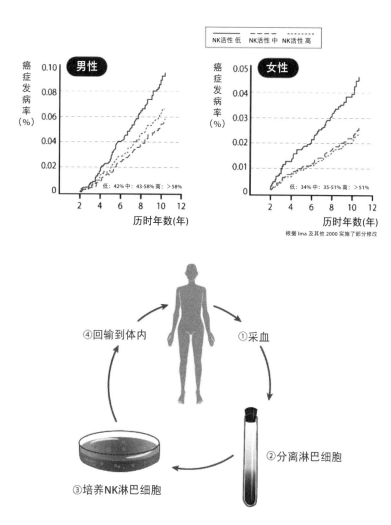

| NK活性 低 | NK活性 中 | NK活性 高 |

男性 癌症发病率(%)

低: 42% 中: 43-58% 高: >58%

历时年数(年)

女性 癌症发病率(%)

低: 34% 中: 35-51% 高: >51%

历时年数(年)

根据 Ima 及其他 2000 实施了部分修改

④回输到体内

①采血

②分离淋巴细胞

③培养NK淋巴细胞

如果基因在受损状态下分裂，异常细胞的数量就会增加。

癌症也是异常细胞之一。

细胞内具有在异常发生时处理异常的基因。其核心基因是 p53 基因。

如果由于某种原因，导致基因受到损伤时，p53 作为"人体抑癌基因"的指挥塔，为了努力修复损伤，p53 将敦促其他人体抑癌基因发挥作用。如果无法修复，p53 就会为细胞打开被称为细胞凋亡的开关，让细胞选择自行凋亡。

它是用来阻止异常细胞增殖的"基因守护神"。

但是，如果身为守护神的 p53 基因受到损伤的话，就变得非常严重。无法阻止其增殖的细胞会不断增加，引发癌症。

如果说谁能阻止这种失控，应该是 NK 细胞释放的"TRAIL（肿瘤坏死因子）"吧。这种因子被认为能够靶向性地攻击癌细胞。其诱导基因受损表现异常的细胞凋亡。

〈利用p53基因与TRAIL的治疗〉

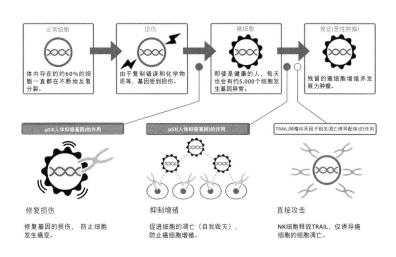

正常细胞	损伤	癌细胞	癌症(恶性肿瘤)
体内存在的约60%的细胞一直都在不断地反复分裂。	由于复制错误和化学物质等，基因受到损伤。	即使是健康的人，每天也会有约5,000个细胞发生基因异常。	残留的癌细胞增殖并发展为肿瘤。

p53(人体抑癌基因)的作用

修复损伤

修复基因的损伤，防止细胞发生癌变。

p53(人体抑癌基因)的作用

抑制增殖

促进细胞的凋亡(自我毁灭)，防止癌细胞增殖。

TRAIL(肿瘤坏死因子相关凋亡诱导配体)的作用

直接攻击

NK细胞释放TRAIL，仅诱导癌细胞的细胞凋亡。

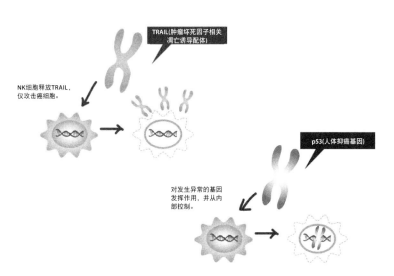

TRAIL(肿瘤坏死因子相关凋亡诱导配体)

NK细胞释放TRAIL，仅攻击癌细胞。

p53(人体抑癌基因)

对发生异常的基因发挥作用，并从内部控制。

此 TRAIL 也有可能出现问题。 如果 p53 基因受损,TRAIL 也不能正常工作, 乃是很严重的事。

癌细胞之所以能长到 1~1.5mm, 也有可能是由于 p53 和 TRAIL 双方都出了乱子。 这里也必须采取应对措施。 为此将使用基因治疗的技术。

基因治疗取得了惊人的进步, 人工合成的 p53 基因和 TRAILs 可以加载到类似于人类细胞膜构成成分的纳米大小的 "微囊脂质体 (Liposomes)" 这一脂质胶囊中, 并通过点滴输液注入体内。

实现微囊脂质体 (Liposomes) 化的 "p53" 与 "TRAIL" 在全身循环, 由于 EPR 效应 (在下文中叙述) 而在癌细胞处聚集, 修复 p53 基因受损或无法释放 TRAIL 的细胞, 阻止癌细胞增殖。

换句话说, 其取代了有缺陷的基因。

与抗癌药物不同, 这是一种施用与体内原始的基因和因子相同物质的治疗方法, 因此它是一种预防性治疗, 对身体负担较小, 并且与癌症类型无关。

如果是 1~1.5mm 大小的癌症, 这两种方法应该足可以应对。

在预防治疗后，　也可以定期进行 CTC 检查以确定治疗是否有效。

使用 EPR 效应实现高效的癌症治疗

我想各位已了解超早期发现与治疗是多么重要。　检查仅需采集 20 ｃｃ的血液。　治疗也不会给身体带来负担，　仅需采集血液，　并通过点滴输液回输在体外培养的 NK 细胞和抑制癌症的基因。

除此之外，　还有另外一项很有前景的最新技术。　在下一章我将说明如何预防、　治疗处于进展期的癌症，　该技术是预防与治疗的基本。

说起 EPR 效应，　知道的人也很少吧。　这项技术在专家间受到了极大关注，　并正在临床上应用，　但是对于普通民众来说几乎无人知晓。

EPR 效应是一种 DDS （药物递送系统）， 可有效地将抗癌药物类的小分子药物和基因等递送到癌细胞。

我将简明易懂地进行说明。

要理解 EPR 效应， 你必须了解癌细胞是如何摄取营养而生长的。

癌细胞能无限地不断分裂， 因此， 与正常细胞相比， 需要更多的营养。 如何摄入营养呢？**癌细胞非常狡猾， 会生成新的血管， 将血液引流到自己这里。 试图将流经正常血管内的血液引入到自己这里以获取充分的营养。 将这种现象称为" 血管新生"， 并将癌细胞生成的血管称为 "新生血管"**。

癌细胞会分泌刺激血管壁增殖的化学物质。 当这种物质到达附近的血管时， 微小的血管会像旁路一样向肿瘤处延伸。 于是就生成了新的血管， 肿瘤因此有营养供应并进一步增殖。

如果能阻止生成这种旁路， 就能够截断肿瘤这个敌人的粮草， 也有根据这个理念开发的药物。 治疗癌症时有时使用沙利度胺 （Thalidomide） 这种药物， 该药物具有抑制血管新生的作用。

新生血管与正常血管不同，因为是所谓的突击施工生成的结构，粗制滥造是很明显的。血管壁上有一个小间隙，营养物质和氧气通过该间隙排出并供应给周围细胞，如果是正常血管，仅有几 nm（纳米：1m 的十亿分之一）左右的间隙，但是新生血管到处都有 100~200nm 左右的间隙。

你可以把癌症部位想象成有一个大的穿孔的血管。

当低分子较小的药物或基因被输入到血管内时，它们可能会在到达癌细胞之前通过正常血管的间隙泄漏出去。当这种情况发生时，正常细胞也会受到影响。如果是强效抗癌药物，会产生副作用，患者会感到很痛苦。到达癌细胞的药物量也将减少，因此效果也会减弱。

因此，医疗从业人员进行了思考。是否有可能只向癌症病灶输送药物且不会从正常血管的间隙中泄漏。于是就着眼于新生血管上的大裂孔。

"只要将药物作成不会从正常血管的间隙中出去，但是能够从新生血管中泄漏出去的大小即可吧"

因此，开发出了加工约 100nm 左右的药物。如果注射这种大小的药物，它不会从正常血管中泄漏出来，能够让其

〈使用 EPR 效应的治疗〉

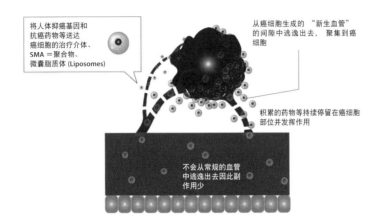

将人体抑癌基因和抗癌药物等送达癌细胞的治疗介体、SMA＝聚合物、微囊脂质体 (Liposomes)

从癌细胞生成的 "新生血管" 的间隙中逃逸出去，聚集到癌细胞

积累的药物等持续停留在癌细胞部位并发挥作用

不会从常规的血管中逃逸出去因此副作用少

仅集中聚集在癌症周围。 另外， 从新生血管奔向癌细胞周围的药物很难再次返回正常血管， 并且如下水管般的淋巴管在癌组织中发育不全， 因此药物就会一直停留在那里， 对癌症发挥巨大的作用。 **这就是 EPR 效应**。

我个人认为EPR效应在未来的癌症预防和治疗中将会占据非常重要的位置。

巧妙地利用肿瘤通过粗糙的突击施工生成血管的这个原理，开发出了诸如此类的有效的新疗法。

使用 EPR 效应的治疗具有几乎没有副作用的巨大优势，因为它不会影响正常组织。

专栏

EPR 效应的发现

"使用EPR（Enhanced Permeability and Retention Effect）"的技术是由 2016 年获得诺贝尔奖提名的前田浩提出的技术。使用 EPR 效应的治疗几乎没有副作用， 因此可以在正常生活的同时对抗疾病。 此外， 由于副作用少， 还可以与放射治疗等其他癌症治疗手段结合使用， 因此在医生和研究人员之间也受到了广泛关注。

前田浩
一般财团法人生物动力学研究所 所长
熊本大学 名誉教授
大阪大学 特聘教授
东北大学 特任教授

一九三八年生于兵库县。 DDS （药物递送系统） 研究的先驱者。

从东北大学毕业后，作为富布赖特科学奖的获得者前往加利福尼亚大学研究生院留学。在修完东北大学研究生院博士（医学）课程后成为哈佛大学癌症研究所的研究员。

1971 年任熊本大学医学部微生物学讲座副教授后，通过新制癌菌素（neocarzinostatin）的研究，开发出世界上第一个高分子抗癌药物 "苯乙烯马来酸新制癌菌素(SMANCS)"（1979 年合成，1993 年获得批准）。

有一天他发现注入静脉的蓝色色素只泄漏到血管的发炎部位，并受到启发意识到 "癌症与炎症相同"，基于这一想法，开发了一种利用 "EPR 效应" 将高分子物质仅输送到肿瘤组织的技术。这是一种将属于他本职工作的细菌感染研究与抗癌药物研究融合为一体的技术。这项成果于 1986 年 12 月在美国学术杂志 《Cancer Research》 上以" 癌症治疗的新概念" 为标题被发表。此后，还获得了 2011 年日本 DDS 学会的永井奖、日本癌症学会的吉田富三奖。2016 年被授予汤森路透（Thomson Reuters） 引用荣誉奖 ※（化学领域），并被提名为诺贝尔化学奖候选人。2017 年获得美国密歇根州

Wayne State University Roland T. Lakey 奖。　2018 年获颁内阁府 瑞宝中绶章。

※ 美国调查公司汤森路透 （Thomson Reuters） 公司根据研究人员的论文被引用次数和重要度的观点发布的学术奖。 获奖者被视为获得诺贝尔奖的有力候选人。

〈所属学会〉
日本细菌学会 名誉会员
日本 NO （一氧化氮） 学会 名誉会员
国际 NO 学会 学术总会长
日本癌症预防学会　功勋会员
日本 DDS 学会　名誉理事
日本癌症学会 日本人名誉会员　 等

64

第三章

我投资的癌症医疗
治愈处于进展期的癌症

使用 EPR 效应的治疗不仅副作用少， 而且药物还会大量聚集在靶标肿瘤部位， 因此可以预期具有破坏癌细胞的作用。 虽然治疗处于进展期的癌症非常困难， 但我认为使用 EPR 效应等的新 DDS （药物递送系统） 极大地扩展了癌症治疗的可能性。

通过巧妙地组合由最新 DDS 实现的副作用少的先进治疗， 即使是处于进展期的癌症也能够看到治愈的希望。

在本章， 将说明我所期待的先进的癌症治疗方法。

新型多功能 DDS "嵌合病毒载体 (hybrid vector)"

载体一词源自拉丁语中的 "运载工具 （vehere）"， 是指承担将基因等运载到细胞内的职责的物质。 例如： 阿斯利康公司针对新型冠状病毒的疫苗， 以灭活的腺病毒作为载体， 将生成与新型冠状病毒表面的刺突蛋白同样蛋白的基因运载到细胞内，并生成大量针对基于其产生的蛋白的抗体，以阻止新型冠状病毒增殖。

载体在即将到来的时代医疗中应该会发挥重要作用，基因水平的治疗被认为将会成为主流。

我关注的是嵌合病毒载体 (hybrid vector)，这是一种在被称为磷脂囊泡 (phospholipid vesicle) 的磷脂质上合成被称为胶束 (Micelle) 的微量表面活性剂的脂质胶囊。 胶囊内可封入抗癌药物和治疗用基因、 光敏物质等。 由于不使用有毒有机溶剂， 因此能够将治疗物质安全地输送到癌细胞。

嵌合病毒载体 (hybrid vector) 的有趣之处在于通过两个机制破坏癌细胞。

一个是嵌合病毒载体 (hybrid vector) 本身具有抗癌作用，因此可以不包封任何物质仅通过单体大量施用来控制癌细胞。

与牢固构成的正常细胞的细胞膜相比， 癌细胞的细胞膜呈凹凸状且处于流动性较高的状态， 因此， 它会被正常细胞

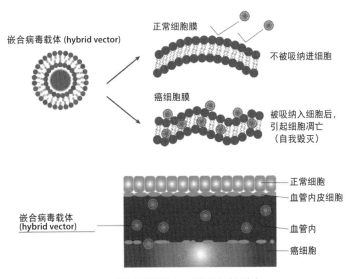

〈具备优异特质的嵌合病毒载体(hybrid vector)〉

嵌合病毒载体 (hybrid vector)

正常细胞膜

不被吸纳进细胞

癌细胞膜

被吸纳入细胞后，
引起细胞凋亡
（自我毁灭）

正常细胞
血管内皮细胞

嵌合病毒载体
(hybrid vector)

血管内

癌细胞

潜入肿瘤组织内，并蓄积在癌细胞内。
在肿瘤内发挥各种作用。

排斥而不能粘附， **但具有抗癌作用的载体却能够粘附并聚集于癌细胞膜的凹凸处， 导致细胞凋亡 （自我毁灭）**。

另一个是由于嵌合病毒载体 (hybrid vector) 的平均粒径约为 100nm， 因此前面所述的 EPR 效应会使其仅从肿瘤组织的新生血管中逃逸出去并聚集在肿瘤处。 除了嵌合病毒载体 (hybrid vector) 本身具有抗癌作用外， 如果载体聚集， 就能够向癌细胞内导入胶囊内封装的抗癌药物和人体抑癌基因等。除了载体的作用外， 抗癌药物等也发挥功效使效果膨大至 2 到 3 倍。

需要补充的是， 嵌合病毒载体 (hybrid vector) 不会聚集到正常细胞中， 副作用极低， 并且由于他们是由与生物膜（biological membrane， 细胞膜和细胞内膜的统称） 相同的脂质制成， 因此在履行完职责后会在体内降解， 具有安全性高的优点。

进展期癌症也能够期待的基因治疗

这是一种将预防治疗中也介绍过的 "人体抑癌基因" 施用到体内以修复断裂基因并杀死癌细胞以阻止其增殖的治疗方法。 在这种治疗中， 通过点滴注射或局部注射向体内施用比预防治疗更多种类的抑制癌细胞生长或引发细胞凋亡（自我毁灭） 的基因。

原来将正常基因运载到体内来治愈疾病的尝试始于 1990
年的美国。 最初是从治疗免疫功能缺陷病开始的， 但随着
全球研究的进展和基因工程技术的进步， 现在作为针对以
癌症为代表的许多顽固性疾病的治疗方法， 被进一步研究
和应用。

癌症发病的根本原因是基因由于各种刺激而受到损伤，
或由于细胞分裂时的复制错误所导致的， 因此基因治疗有望
成为癌症治疗的新选择。

人体抑癌基因具备如下抑制癌细胞产生的机制。

①停止癌细胞增殖的作用

②修复破损细胞功能的作用

③促使细胞自杀 （＝自我毁灭、 细胞凋亡） 的作用

如果人体抑癌基因被破坏， 就会丧失这些功能， 失去
控制的癌细胞会无限持续增殖。 因此， 通过向癌细胞导入
新的人体抑癌基因， 努力恢复原有功能的尝试就是癌症基因
治疗。

在基因治疗中，可使用人工合成的 p53 和 TRAIL 等多种人体抑癌基因，以预防癌症的发病、复发和转移为目标。但在癌症治疗中，从包括人工合成的上述两种类型在内的五种人体抑癌基因中，根据不同靶标癌症的类型，选择最佳的基因组合进行治疗。

将这些基因嵌入到对身体无害的病毒，并通过 EPR 效应，有效地聚集到癌组织处。由于病毒具有的感染性质，会牢固地粘附在癌细胞上，并将基因输送到癌细胞内。履行完职责后，病毒将迅速消亡并被免疫细胞清除。

〈用于治疗的 5 种基因〉

p53　［所有人体抑癌基因的指挥塔］

一旦发出承受压力和 DNA 损伤等危险信号，细胞就会被激活。为了防止癌症，p53 扮演着向其他基因发出命令的指挥塔的角色，因此也被称为"基因组的守护者"。修复各种各样的基因 DNA 的损伤，并向损伤较多的细胞发出促使细胞凋亡的命令。

TRAIL ［发出细胞凋亡信号］

它是一种粘附在癌细胞表面的受体 （death receptor： 死亡受体） 并将细胞凋亡诱导信号导入细胞内的物质。 通过向细胞内注入TRAIL基因， 促进生成TRAIL， 构建能够靶向攻击癌细胞而不会对周围的正常组织造成影响的机制。

PTEN ［原癌基因的控制员］

PTEN控制原癌基因 （AKT） 的功能， 原癌基因（AKT） 的职责是抑制细胞凋亡和癌细胞增殖等。 PTEN是在很多癌症中被高频次发现已发生变异或缺失的人体抑癌基因。

Cdc6shRNA ［抑制癌细胞的增殖］

在癌细胞的周围大量表达， 阻碍促进癌细胞无限增殖的"Cdc6" 的表达， 阻止癌细胞增殖， 诱导细胞凋亡。

p 16 ［在癌细胞的初期阶段发挥作用］

在初期阶段阻止癌细胞的活动， 诱导细胞衰老。 细胞衰老是一种生体防御机构， 可防止细胞异常增殖和致癌。 在正常细胞中几乎不起作用， 只对癌细胞发挥作用。

　　细胞由于各种各样的基因缺陷而发生癌变，因此，通过修复或更换有缺陷的基因，癌细胞将被替换成正常细胞或消亡。癌症基因治疗是一种非常合乎逻辑的治疗方法。

　　癌症基因治疗有以下的特征：

1．见效快

2．副作用少

3．几乎没有耐药性（药物失效）

4．接受过抗癌药物或放射治疗体力和免疫力减弱的人也能够接受治疗

5．无需住院，能够在门诊接受治疗

　　我个人认为癌症基因治疗将成为未来癌症治疗的主流，并对此寄予厚望。

通过 DDS 提高效果的高分子抗癌药物治疗

抗癌药物被认为不仅对癌细胞有重大影响，对增殖速度快的细胞也有重大影响。因此，也会攻击与癌细胞同样具有快速增殖特性的正常细胞。例如：口腔内和胃、毛根、骨髓、神经等的细胞，产生口腔溃疡、恶心呕吐感、脱发、发麻等副作用就是因为这个原因。

高分子抗癌药物治疗是一种将 "CDDP（顺铂）" 等药物转化为高分子形态并给药的治疗。

经常会提及高分子和小分子这些词语，现就这些词语进行简单地说明。

所有物质都是由原子构成的。原子聚集在一起就形成了分子。既有由大量原子聚集而成的分子，也有由少量原子组成的分子。

由几个至 100 个左右的原子组成的
分子被称为小分子， 由几千个以上的
原子组成的分子被称为高分子。

〈顺铂的结构〉

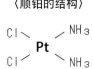

我觉得可以理解为小分子就是微小
的分子， 高分子就是较大的分子。

顺铂是拥有铂金原子， 被归类为 "铂金制剂" 的抗癌
药物。 铂金与 DNA 结合， 防止细胞增殖， 发挥抗癌作用。
顺铂是一种常被用于标准治疗的有效的抗癌药物， 但它具有
副作用大的缺点。

顺铂的副作用有恶心呕吐感和肾功能障碍、 骨髓功能障
碍、 神经功能障碍等。 尤其是对肾脏造成的损伤较大， 在
标准治疗中， 为了减轻对肾脏的损伤， 在给药前后通过点滴
注射滴注 1 ～ 2L 的剂量， 以促进人体排出药物。

通过名为 SMA 的高分子聚合物将顺铂加工成 100nm （纳
米） 左右的大小， 制作被称为 "SMA–CDDP" 的药物制剂。

此前我已经说明了 EPR 效应， 如果保持小分子的状态，
就会从正常血管的间隙中漏出去， 因此也会对正常细胞造成
损伤。

76

〈高分子抗癌药物的治疗机制〉

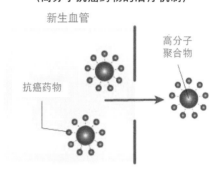

新生血管

高分子聚合物

抗癌药物

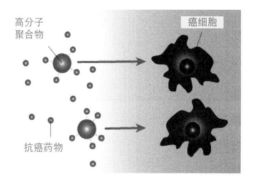

高分子聚合物

癌细胞

抗癌药物

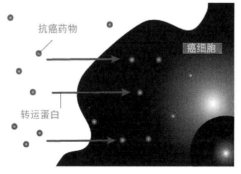

抗癌药物

癌细胞

转运蛋白

但是，　如果作为 SMA–CDDP 这种高分子制剂通过点滴输液给药，　只会从癌症的新生血管中泄漏出去，　能够促使抗癌药物仅聚集在癌细胞处，　仅杀灭癌细胞。

抗癌药物并非以小分子状态直接给药，　而是加工成高分子后再给药，　这对于抑制副作用、　提高抗癌药物的效果是非常重要的。

高分子抗癌药物治疗分三个步骤作用于癌细胞。

1　**与高分子聚合物 （SMA） 结合的顺铂 （SMA–CDDP） 通过 EPR 效应，　从癌细胞生成的新生血管的间隙中泄漏出去。**

2　**癌组织周围的酸性物质将高分子聚合物与顺铂分离。**

3　**癌细胞的细胞膜上的转运蛋白 （担任转运职责的蛋白质） 将位于癌细胞周边的顺铂导入癌细胞内部。**

4　**其结果是能够减少抗癌药物的副作用，　仅获得显著的治疗效果。**

经常听说在以往的抗癌药物治疗中，　有的患者由于副作用不得不辞去工作，　出院后 QOL （生活质量） 也下降了，而这种治疗，　患者可以在正常生活的同时接受医疗。

仅攻击癌细胞的光免疫疗法

是组合 "光动力疗法" 与 "免疫疗法" 的划时代的联合治疗。

首先, 在 24~48 小时前通过点滴注射将容易与光发生反应的光敏剂 （ICG： 吲哚菁绿等） 注入体内。 光敏物质是指通过光照射, 向周围释放能量, 引起氧化反应等的物质。

将这种光敏物质封装入被加工成 100nm （纳米） 左右的高分子的纳米脂质体(Liposomes)内, 通过 EPR 效应促使其聚集到癌细胞处。

〈癌症光免疫疗法的机制〉

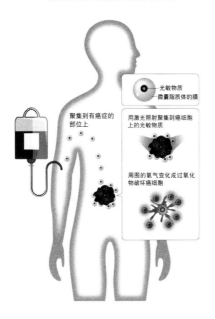

然后，由于激光光线（红色／近红外线）的化学反应，在癌细胞周围产生活性氧，从而破坏癌细胞，引起细胞凋亡。

并且，由身为免疫细胞的指挥塔的树突状细胞将破坏后向周围分散的癌细胞碎片（肽：肿瘤特有的蛋白质抗原）识别为癌症的特征，并以此为标志物，告知免疫大军淋巴细胞并下达攻击命令。

　　即： 前半部分是由光线实施针对局部的直接攻击， 后半部分则是通过由此诱导的免疫激活而发起全身范围内的总攻，因此能够期待双重治疗效果。 这就像在一种治疗中， 获得与实施两种治疗相同的效果。

　　患者本人的防御力就好像自卫队一样， 是最值得信赖的， 这种防御力被激活后， 防御信息将作为获得免疫继续保持下去。

　　几乎没有副作用。 这是因为周围的正常细胞拥有消除活性氧的酶， 即使被激光照射也不会受损。

　　以上所述的方法基于吸引了全世界关注还被称为未来的诺贝尔奖候选的治疗方法。

　　由担任美国国立卫生研究院 （NIH） 主任研究员的小林久隆医生 创立的 "光免疫疗法／近红外线免疫疗法" 在日本根据有条件的快速批准制度， 于 2020 年秋季获批用于进展期头颈癌。

　　制作将附着在癌细胞表面的 EGFR （表皮生长因子受体）这种蛋白质的抗体与与近红外线反应的 "光敏物质：IR700" 融合在一起的药物， 并通过点滴注射提前给药。

这种治疗促使施用的药物与癌细胞膜上的 EGFR 相结合，当其被来自外部的近红外线照射时， 光敏物质会发生化学反应并产生热量， 在癌细胞的细胞膜上穿孔并将其破坏。

经常被询问 "有什么不同的呢"。 或者， 似乎有不少人都认为他们是相同的治疗方法， 所以接下来我将说明有何不同。

首先是第一个不同之处。

EGFR 抗体可结合的癌细胞有限。 与疫苗一样， 对于没有用以接受抗体的受体的癌细胞， EGFR 抗体无法与之结合，因此没有效果。 因此， 适用的癌症种类有限。

另一方面， 在很少一部分医疗设施提供的治疗方法 （在以德国为代表的欧盟各国、 美国等实施的方法） 中使用与任何癌细胞都能结合的微囊脂质体 (Liposomes)， 其属于先前说明的医疗保险范围以外的治疗。

第二个不同之处是， 与部分癌症采用医保范围内的疗法相比， **我推荐的光免疫疗法使用能够更广范围照射的激光设备 "MLDS （多激光传输系统）"**。

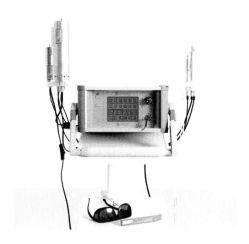

〈在美国和欧洲各国，已作为医疗设备获得
批准德国出产的MLDS（多激光传输系统）〉

　　如果照射范围更宽，则可以期待更卓越的防止复发和转移的效果。与放射治疗不同，它不会对正常细胞造成不利影响，因此也无需担忧副作用。

　　第三个不同之处是，**使用 MLDS 的治疗，不仅能够从外部照射，还能够照射血管内和鼻腔、口腔、关节内，甚至还可以在电子胃镜的辅助下，用激光光线照射胃的内部。**

　　由此能够接近并集中照射癌细胞，还能够攻击位于血管内的癌细胞，　这意味着治疗手段的种类很丰富。

　　这是一种即使照射也完全感觉不到热的装置，　能够输出
100mW（毫瓦）以下的 6 种低功率光线（紫外线、蓝色、
绿色、黄色、红色、红外线）。

　　癌症治疗中不仅使用近红外线，　也使用红色光线。　普通
的激光是从外部照射，　但是，　**MLDS 还能够通过纤细的激光
纤维来照射血管内和关节内。　在外部照射时，　将直径为
0.5mm 的纤维连接到专用的激光针上，　并从外部插入几根激
光针，　能够从多个方向集中照射靶标癌组织**，　这是 MLDS 的
突出特征。

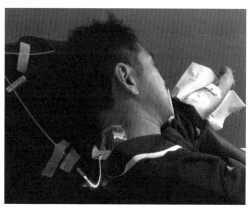

〈采用MLDS的治疗：照射颈部及血管内（颈部疼痛病例）〉

〈采用**MLDS**的甲状腺癌的光免疫疗法〉

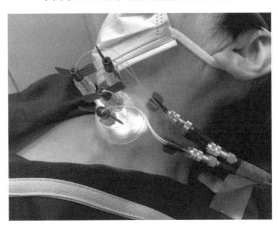

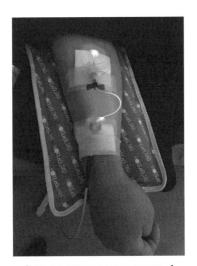

〈针对血行转移的光免疫疗法〉
（血管内光免疫疗法）

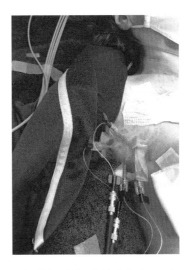

〈针对淋巴结转移的光免疫疗法〉

除了治疗癌症以外， 利用各种颜色的光线具有的促进健康的效果， 也就是利用 MLDS 激活干细胞、 激活端粒酶、抗炎、 促进能量产生、 精神镇静、 增强免疫力等的作用，将其用于治疗糖尿病和肩周炎、 偏头痛等各种疼痛和抑郁症等精神疾病， 以及提升运动功能等目的。

产生的激光光线类似于电视和空调等的遥控器中使用的激光光线， 为不灼热的无害光线， 因此能够安全提供广泛的治疗。

通过发挥免疫力攻击癌症的癌症免疫疗法

我们的身体具备对体内产生的癌细胞和从外部入侵的细菌及病毒予以监视并击退的 "免疫功能"。 在癌症治疗中提高免疫力是非常重要的。 已开发出几种旨在提高免疫力的方法。

我关注的是 **NK 细胞**与**树突状细胞**。

　　我在预防的章节中也提到过， NK 细胞归类为人体先天具备的自然免疫， 并随时在人体内进行巡逻。 一旦发现感染细胞和癌变的细胞等奇怪的细胞后就会立即发挥作用予以清除。这是在一线充当防御角色的非常重要的免疫细胞。 然而， 它也有非常敏感的一面， NK 细胞在承受精神压力或生活不规律时会变得脆弱。 癌细胞会利用这种脆弱的状态不断增殖"。

　　如果 NK 细胞稳定并被激活， 罹患癌症的风险就会减少。即使癌症病情在恶化， 如果激活 NK 细胞， 也可能会阻止癌细胞分裂或将其消灭。 病情在发展的癌症患者， 其 NK 细胞活性会降低。 可以肯定地说， 不恢复 NK 细胞的活力， 就无法开始治疗。

　　作为增强 NK 细胞活性的方法， 可采用采集血液， 仅分离 NK 细胞， 通过特殊的药物激活后再回输到体内的方法。

　　类似于一个疲惫的运动员在训练中心体力与精力恢复后再重返前线的场景。

　　NK 细胞如果发现癌细胞， 就会立即发起攻击。 越强化NK 细胞， 对癌症造成的损伤就会越大。 这是一个真正令人放心的盟友。

　　树突状细胞本身是不会主动攻击肿瘤的。 然而， 如果没有树突状细胞， 就不能启动杀伤性 T 淋巴细胞， 在对癌细胞的攻击力方面， 也可以说杀伤性 T 淋巴细胞是人体免疫的 "杀手铜"。 癌细胞具有单独的标志物 （称为癌抗原）。正如我在光免疫疗法的章节所提及的， 树突状细胞具有识别癌抗原并将其告知给 T 淋巴细胞的作用。

　　被树突状细胞告知癌抗原信息后， T 淋巴细胞瞬间就会被激活， 并变身为杀伤性 T 淋巴细胞， 仅靶向攻击癌细胞。杀伤性 T 淋巴细胞还将随着血液循环在全身巡逻， 也会攻击转移到远处的癌细胞。

　　采集癌症患者的血液， 取出作为树突状细胞来源的 "单核细胞"， 并用人工方式培育成树突状细胞 （从婴儿单核细胞培育为成熟树突状细胞）。 并在此时赋予癌症标志物 （癌症特异性抗原）， 以使其识别。

　　如果将成熟的树突状细胞注射到淋巴腺附近， 树突状细胞就会将癌症标志物告诉位于淋巴腺内的 T 淋巴细胞，并发出攻击指命。 通过重复几次这个过程来建立获得免疫， 这就是

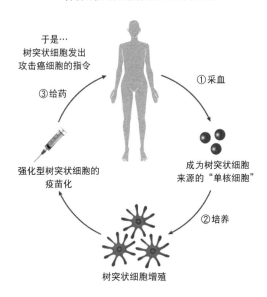

〈树突状细胞疫苗疗法的机制〉

于是…
树突状细胞发出
攻击癌细胞的指令

①采血

③给药

强化型树突状细胞的
疫苗化

成为树突状细胞
来源的"单核细胞"

②培养

树突状细胞增殖

被称为 "树突状细胞疫苗疗法" 的免疫疗法。

洛克菲勒大学的树突状细胞研究员 Ralph Steinman 博士等人获得了诺贝尔奖， 可以说这是被寄予厚望的免疫疗法。 Steinman 博士患有胰腺癌， 当他亲自尝试这种免疫疗法并证明其有效时， 还引发了热议。

　　无论 NK 细胞疗法还是树突状细胞疫苗疗法都是使用自己的免疫细胞，因此副作用少，可以高效地攻击癌细胞。

抗癌措施必要的是制定战略

　　说起癌症治疗，很多人都会想到手术、抗癌药物、放射治疗这三大疗法。仿佛以为就只有这些治疗方法。即使去大医院，也会被告知这三种疗法。当然，如果是用手术就能够切除的癌症，接受手术确实很好。虽然抗癌药物和放射治疗也存在副作用的风险，但是也有用此方法见效的癌症。这是多年来在癌症治疗中发挥主导作用的三大疗法，而且在不断进步，因此我不想要否定这些疗法。

　　但是，面对每三个人中就有一人因癌症而去世的现状，我不得不认为仅靠三大疗法是无法克服癌症的。

除了这三种疗法以外， 社会上还有很多治疗方法。 其中还有人听别人说有好的治疗方法就不假思索地飞奔过去， 但是， 这是值得深思的。 从经营的角度来说， 这就好像是预期可能会盈利， 因此就源源不断地开展新事业。 大多数情况下， 这样的经营都会失败的。

"如果是这项事业即使投资也没问题"、 "如果将这项事业与那项事业相组合就会产生叠加效果"， 必须要基于良好的战略布局制定事业计划， 筹措资金， 汇集人才， 做好这些准备， 事业才能成功。

战略对于抗癌措施也是非常重要的。

为了制定战略， 需要尽可能多地收集有效的治疗方法。我也研究了很多治疗方法。 从中精选的是前面介绍的治疗方法。

我反复强调最强有力的战略是 "确保不会罹患癌症"。为此， 需要能够超早期发现癌症的检查方法。

即使超早期发现， 如果一直置之不理， 也毫无意义。需要准备能尽早发现并对处于萌芽阶段的癌症采取应对措施的预防方法。 这就是 NK 细胞疗法和基因治疗等。

如果定期接受超早期发现的检查并采取预防方法，　罹患癌症后应该也不会惊慌失措。

但是，　世界上并没有完美的事情。

还需要提前思考患上进展期癌症时该怎么做。　在这里**免疫疗法**与**基因治疗**也将成为主力。

根据癌症的具体情况，　**高分子抗癌药物治疗**和**光免疫疗法**也是有效的。　可以利用最新的药物递送系统，　提高治疗的有效性，　并将副作用降至最低。

我曾非常痴迷于在本文介绍的癌症医疗的战略。　我相信如果这种癌症医疗的理念和方法得到推广，　就能够挽救很多因癌症而烦恼的人。　与此同时，　还能作为一项事业运营。

这是一个能够给世间的广大民众带来喜悦和希望的事业。是理想的投资对象。

我想各位读者已经了解我为什么热衷于这种癌症医疗并要向社会推广的理由。

第四章

面对面访谈
为了将癌症防患于未然，
扩展癌症治疗的选择
我们力所能及的事

　　我认识很多经营者和投资人，其中就有人因患癌症，大志未成就遭受挫折。他们留下万念皆空的遗憾，从意欲大显身手的舞台上退出。我也曾想像过如果自己变成那样的境况会怎样。尽管死亡是不可避免的，但在未达到平均寿命之前罹患癌症是一件令人痛苦的事情，因为可能会失去许多美好的时光。就会祈愿如果此后还有10年，如果能够再多活15年就好了。并且还希望这不是卧床度日的10年、15年，而是身体健康且能够工作的时间。

　　这个愿望的最大劲敌就是癌症。为了避免罹患癌症、或者即使患上癌症也能够保持可以工作的状态，应该怎么办呢？我虽然不是医疗专家，但是却以自己的方式拼命地学习过。答案就是前文所述的内容。

　　在本章，我向癌症与抗衰老医疗专家森田祐二先生尽情倾诉了我的想法。先生也真诚直率地给予了回答。我认为这是一次很好的面对面访谈。

　　欢迎阅读这篇由医生与投资人展开热烈交流的访谈录，并独立思考如何才能预防、或者克服死亡原因居首的癌症，以健康的身体全身心地投入工作。

同志社大学生命医科学部抗衰老研究中心 / 糖化应激研究中心 Medical Fellow
表参道 Natural Harmony 诊所　医疗顾问

森田祐二 医生

×

投资人
株式会社 FOUR SIS & CO. 代表取缔役会长

太田 清五郎

不希望因为癌症而失去投资的机会

太田：　一旦罹患癌症，就会失去人生的舞台。我深切感受到如有可能，最好能够防止癌症，即使患癌后接受了有效的治疗，如果没有恢复活力也无法成全美好的人生。有数据表明现代社会每 2 个人中就有 1 人患癌，每 3 个人中就有 1 人因癌症而死亡。我认为这种状况让健康的人也无法置身度外。

森田：　人类患癌的根本原因是由于人类是通过细胞分裂不断地进行新陈代谢的多细胞生物。也许可以将其称为人类的宿命吧。

太田： 环顾我的周围，很多人在迎来平均寿命的10年左右之前就不幸罹患疾病，再也无法工作。

我本人也从事股票等资产运作，如果按照7%的年利率、复利来运作，10年后资产就会增加到2倍。假如有1亿日元的资产，经过10年后就会变成2亿日元。因此，能够保持健康状态10年对于投资人和经营者来说是非常有价值的事。

森田： 如果不幸罹患癌症，虽然不同的癌症种类会存在差异，但是也有10年后的生存率仅有百分之几水平的癌症。

太田： 是的如此一来，几乎所有患癌的情形最终都会死亡，对本人来说就是资产清零吧。因此，我的想法是最好不要罹患癌症，最好保持健康，远离癌症。

我不愿意因为疾病而丧失投资的机会。我希望提供旨在保护公司和资产的积极的治疗，最终找到的最有效的癌症医疗就是癌症的超早期发现与预防治疗。我认为归根到底还是应该有以"避免罹患疾病"为核心的癌症医疗。

森田：　是的。但是，即便如此，**如果不幸罹患癌症，或者复发，对于患者而言，作为治疗的选择，则会需要副作用少并尽可能使患者在治疗期间能如往常一样正常生活的治疗。**我也在探索这种治疗方法。

关于癌症的超早期发现检查

太田：　我首先注重的是癌症的超早期发现与预防治疗。 在普通的癌症筛查体检中发现的肿瘤大致都是5mm~10mm以上的肿瘤。据说不发展到这种程度的大小，即使是PET检查（※1）等精密的影像检查也无法发现。

　　　　我关注的超早期发现检查能够发现在普通的癌症筛查体检中无法发现的1mm~1.5mm左右的微小癌（肿瘤）。并且，是在肿瘤长大之前就开始治疗，实施以防止患患的预防治疗。

　　　　这是从海外引进的新的检查方法和治疗方法，是否就是说海外的癌症医疗更先进一些？

※1　PET……PET（正电子发射断层扫描）是检测癌细胞的活动状况的检查。检查时将癌细胞需要大量摄入的葡萄糖作为药物注射到体内，并通过拍摄药物聚集部位的影像来检测。有助于发现是否有转移和罕见的癌症，除了作为癌症的诊断与治疗的一环实施的情形，在精密体检等中，属于受检人全额自费的检查。

森田：　日本当然也在全力推进与癌症有关的诊断和治疗方法的研究，我认为并不比欧美先进国家逊色，**但是，基于医疗保险制度的保险诊疗成为障碍，新的医疗难以问世。由于这种状况，即使在海外经常被采用的新型医疗在日本仍然被划分为自由诊疗、保险范围外的诊疗，停留在大多由部分民营诊所提供的水平。**

　　例如：从检查的观点来说，基因组医疗在海外（※2）的发展非常迅速。基因组医疗是指检测癌细胞的基因，并以此为依据，选择适合的药物来治疗的方式。日本也导入了这种基因组医疗并开始运用，但实际上是以无法称为精准的方式在实施，因此还未广泛普及。

※2　基因组医疗……从基因层面解析癌症，并进行适合这种癌症基因
的治疗的理念。也被称为**精准医学（precision medicine）**。在本文
中是指"癌症基因组医疗"。

太田：　无法称为精准的的方式是指什么？

森田：　日本国内的基因组医疗的方式多为使用原发病灶
(primary lesion)的病理标本来解析基因组，并根据该基因
解析结果选择治疗药物。但是，实际上位于原发病灶与转
移病灶（※3）的癌细胞类型也可能不同。原发病灶的癌
症是以往的结果，日本国内的基因组医疗并没有分析随着
血液循环转移到的部位以及复发部位的癌细胞的基因。

　　最终，即使特意使用基因组医疗，对于复发或转移也
无法取得预期的显著效果，因此，也有被迫放弃治疗，无
法继续治疗的情形。

※3　原发病灶与转移病灶……将癌症（肿瘤）最初发生的病变称为原
发病灶。如果癌细胞从该原发病灶进入血液循环和淋巴系统并移动，
在身体的其他部位形成新的癌症，这就被称为转移病灶。

太田： 如果原发病灶与转移部位的癌症类型不同，同一款药物就无法对这两者起作用吧。

森田： 正是这样的。 可以说我关注的超早期发现检查的"CTC检查"和"CTC综合检查"更加接近海外的基因组医疗吧。

在海外尤其是顶层阶层的人士热衷接受这种基因组医疗。

太田： 这是日本导入的最原始的基因组医疗方式吧。

森田： 是的。这种检查采集**血液中循环的被称为CTC的"癌细胞"和导致转移的被称为CSC的"癌症干细胞"，为了检验血液中的数量（浓度）以及选择有效的治疗方法，检验与癌症相关的各种各样的基因和相关因子，因此能够明确了解对这种癌症有效的治疗是什么**。

CTC和CSC是现在逃到外面并正在捣乱的癌细胞，通过检验其基因，可以了解到在事前实施的手术等中是否有漏逸的癌症，或者这种癌症对治疗的耐受水平如何。

检查本身是接受血液检查即可，因此，可以不必实施切除癌组织的手术也是很大的优点吧。

太田： 对于癌症患者来说，这种检查身体上、时间上的负担较小，令人欣慰。

森田： 正如你所说，**不仅能够客观地审视当前存在的微小癌和血行转移的风险，还能了解有望可医治的药物种类，以及热疗和免疫检查点抑制剂等是否适用，是一项信息量非常大的检查，免疫检查点抑制剂是由曾获得诺贝尔奖而备受瞩目的京都大学的本庶博士开发的**。这种检查属于血液检查，给身体带来的负担轻微，令人欣慰。

另外，还能够获得涉及致癌、或者抑制癌症的基因以及与癌细胞相关的各种信息，因此，综合来看，能够精准地探寻到此后的治疗手段，这是一个非常大的优点。

太田： 在日本，癌症治疗是按照不同部位来适用医疗保险的吧。将癌症划分为"胃癌"和"子宫癌"等，并针对相应的部位分别治疗。

在美国，我听说根据基因受损的信息对癌症进行分类的基因组医疗属于标准治疗。首先通过血液检查对基因变异进行分类，例如：如果我的女秘书的子宫癌与我的胃癌是由于相同基因受损，就被作为相同癌症对待吧。

森田：　的确是这样。

太田：　从分析基因信息，查明哪个基因受损开始癌症治疗。我也认为与癌症的生成部位相比，根据哪个基因受损对癌症进行分类的方法才是标准的。

森田：　**原本所谓癌症就是由于打开了发生癌变的基因的开关，或关闭了抑制癌变的基因的开关才逐渐发展的疾病。只要了解了这个开关，就可以决定治疗方针**。所谓癌症，即使是相同脏器，也有非常大的个体差异，切实掌握其个体差异，并实施针对该差异的精准治疗是最理想的。

可能有点跑题了，话说在日本所说的癌症的"标准治疗"这个词容易引起误解吧。如果被告知"标准治疗"，患者就会认为这种治疗就是标准。其实并非如此，在日本所说的"标准治疗"是指对于效果和副作用有一定的医学根据，并能够在保险报销范围内接受的治疗。没有对所有人都适用的共通的治疗等，因此并不是该意义上的标准。

关于癌症的预防治疗与成本的理念

太田： 癌症最大的特征是无限增殖吧?

森田： 是的。正常细胞如果履行完职责就会正常消亡，但是癌细胞却无视这个原则， 是永远持续增殖的长生不死的细胞。

太田： 抑制这种无限增殖的物质有名为"p53（※4）" 和"TRAIL（※5）" 的人体抑癌基因和因子， 据说如果这些受损的话，癌细胞就会无限增殖。

　　癌症的类别是由以"p53" 与"TRAIL" 为代表的人体抑癌基因和相关因子中的哪一种发生功能减退的不同组合所决定的。

　　基因组医疗就是对此进行判明并根据基因受损状态的类型来决定治疗套餐， 我听说在美国这已成为现在的主流治疗方式。

※4　p53······是为了防止癌症而向各种各样的基因下达指令充当指挥塔角色的基因。如果察觉到基因损伤等信号，p53 就会被激活，防止细胞发生癌变、或促使癌细胞自我消亡（细胞凋亡）。

※5　TRAIL……是 NK（自然杀伤）细胞释放的细胞因子递质。靶向性地攻击癌细胞，令带有受损基因的细胞引发炎症，抑制其癌变，促进自我消亡的过程。

森田：　诊断与治疗搭配实施，这和日本的做法不同吧。

太田：　我认为非常重要的事情，一个是超早期发现检查，即在普通的癌症筛查体检中被发现之前的微小状态下发现癌细胞；然后，另一个是旨在防止发现的癌细胞变大，避免罹患癌症的预防治疗。

　　　　我认为消除癌症的治疗也是有必要的，但是，应该尽可能重视对被判定为癌症之前的微小癌的治疗。　尽早发现，并尽全力攻击癌症是重要的要点呢。因此，不仅是检查，对癌症的预防治疗也需要加大力度呢。

森田：　最初我就说过基于医疗保险制度的保险诊疗成为障碍，在保险诊疗中，检查和治疗存在极限，基本上，保险诊疗与其说是预防，不如说是治疗已罹患疾病的状态，因此，治疗很容易为时已晚。

正如您所说的那样，我认为今后的时代应该有必要进一步研讨将癌症防患于未然的项目纳入保险医疗中，内容首先是要避免罹患癌症；然后，如果治疗，就要在能够切实治愈的癌症萌芽阶段时超早期发现癌症。

此外，即使罹患癌症，希望能够采取对身体温和，减少治疗带来的损伤、尽量延长生命的做法，这是我提倡的方针。尤其是前来治疗癌症的患者群中很多人还处于工作年龄段，这些人保持健康活力，就会成就企业和经济的勃勃生机，考虑到这一点，我认为这样的癌症治疗是非常有意义的。

太田： **通过"CTC综合检查"可以了解到抗癌药物的有效性和分子靶向药物的有效性， 以及抗PD－1抗体等免疫检查点抑制剂是否有效**。另外，通过热休克蛋白了解热疗是否有效，并了解维生素C等天然成分中的有效物质，以及在治疗前就能了解放射治疗的效果，我认为这是非常有用的检查。然后，根据这些数据，决定旨在预防癌症的治疗方法。

森田："CTC综合检查" 的数据既可以作为健康人士的预防医疗指针，也可以作为癌症患者的治疗指针使用。从这个意义上来说，可以说简直就是私人订制的医疗。

太田： 是的。例如：我听说在保险诊疗中，乳腺癌是采用几种抗癌药物组合来治疗的，单一抗癌药物非常有效的概率并不是很高。例如：也可能三成有效，七成无效。可是，**如果实施"CTC综合检查"，实施抗癌药物治疗之前，事前就能判明这种药物是否有效**。因为是使用自己的癌细胞来做实验，精度也很高。

森田： 其实对癌症有效的药物是很有限的。此外，在"CTC综合检查"中，如果算上分子靶向药物，将检测几十种药物，查看检测结果，还可能知道某种完全在预料之外的药物有效。

太田： 我听说最有效的药物能达到七成左右的概率。即便如此，比起使用仅有15％或30%的效果的药物，能70%有效的药物更好。"CTC综合检查" 的费用是几十万日元，如果说能够知道70%有效的药物，我并不认为这很昂贵。不仅能够切实治疗，还能够尽快重返工作岗位，再去赚钱。

我在前面多次举例, 例如 : 如果以年7%的复利来运作10亿日元, 每年分别赚取1亿日元的利润, 10年后就会增加至20亿日元。如果不幸罹患癌症, 死亡概率很高, 因此10年后资产也有可能归零。

假如将检查费和治疗费作为投资来思考, 假设为疾病的预防管理花费100万日元, 　相对于10亿日元来说就是0.1%的成本。 考虑到以0.1%的成本就能够保全自己的健康与生命, 我认为这点花费是微不足道的。可以考虑成是买了保险。

钱的事说得太多就会被谴责, 但是我认为为检查和预防花费一定数量的钱不仅风险小, 金钱也会增加, 正是一件好事。

投资信托的信托报酬, 大概1年需花费1%左右。 与此相对, 对自己生命的保险费是年0.1%, 因此, 如果是运作10亿日元的人, 比信托报酬付出的成本更低, 两者对比, 仅花费1/10的成本, 因此, 我认为花费这点钱还是可以的。

森田： 的确如此。实际上，令人遗憾的是也有很多精英人士都信赖很难说是充分的精密体检，为此要支付非常高昂的费用，而且还感到满意。虽说如此，仍然希望他们在接受精密体检之外，再通过"CTC检查"和"CTC综合检查"等新型检查，更加深入地详细检查自己的身体状况如何，这也是我们的愿望。

太田： 中国的经营者和投资人之中，有很多人都从风险与投资的平衡的观点来认真思考自己的健康和寿命，并接受检查和治疗。

就我所见，很多日本富豪都是等到罹患疾病后才惊慌失措，但是在罹患疾病之前，既要去俱乐部喝酒，也要吸烟，还只吃美味的食物，总之来说就是过着不节制的生活。

其实我也一直过着这样的生活，并在45岁时罹患了糖尿病。50岁时还出现了眼底出血，身体状态已弱不禁风。到了这个地步，既无法尽情享用美食，也无法娱乐，什么也干不了。癌症的风险也极大提高。

　　于是，我通过接受干细胞治疗，完全彻底治愈了糖尿病。那时，在我认识的人当中，不时有人因患癌症而去世。我以自己重新恢复健康为契机，思考如果还能够预防癌症就能延长寿命吧。

遇到再生医疗，彻底治愈了糖尿病。

太田：　开始投资癌症医疗，契机源自于糖尿病彻底治愈的真实体验。我在45岁时被诊断为糖尿病，并治疗了五年的时间。我成为位于东京都港区的某家知名医院的会员，医院为我专门安排了五名医生。我吃了很多药，当然也控制饮食和运动，一直在坚持治疗。但是，虽然努力坚持治疗了5年，结果还是没有治好。糖尿病这个病，一旦患上就很难治愈。

　　我在长达5年的时间内一直处于非常严重的糖尿病状态，日常生活受到了极大的影响。我还患了痛风，不仅脚疼，血管变得脆弱，血液循环也很差。糖尿病对我的健康产生了各种不利影响，眼睛也出现黄斑变性，视力逐渐下

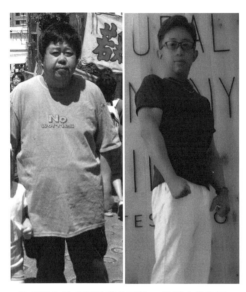

治疗前与治疗后的身体对比，外表也发生了很大的变化

降。 还要控制饮食，反正就是什么也做不了。几乎无法再参与社会生活。我意识到这样确实不好，虽然医院为我安排了 5 名高水平的医生治疗，仍然无法治愈。

正当我满 51 岁时，我当时想如果还是无法治愈，那就听天由命碰运气吧，那还是在再生医疗法律推出的两年前，**接受了脂肪源性间充质干细胞治疗。于是，仅用 1 年时间就将糖尿病彻底治愈了。体重也从 120kg 降到 76kg 左右**。

森田： 体重减少了很多呢。

太田： 是的，40 kg 左右。并且还恢复了视力和男性功能，糖化血红蛋白（HbA1c）值也下降到 5.6 左右。 糖化血红蛋白值达到6.2以上就是糖尿病，如果升高到8，体力上就会不堪重负，非常痛苦。但是，我在治疗后这项数值下降到5左右，恢复至能够正常生活的状态。

对健康的人来说也许没有这么明显的感觉，但是我有5年时间因患糖尿病导致健康状况变差，之后的5年如果再罹患其他某种疾病的的话，估计人生就到此结束了。因为糖尿病也是罹患10年就会导致重症化。本来再有5年人生就结束了，但是又重新夺回了属于我的人生，这是一次非常深刻的体验。因此，我认为应该推广这种再生医疗。

虽然还未完全阐明通过干细胞治疗让人重新恢复活力，或治愈此前被视为疑难病症的疾病的原因，但是治愈的事实已经出现。我也是其中的一人。若真如此，在阐明机制或根据之前，首先现在现实中就有因疾病深受困扰的人，所以我认为是可以挑战这种治疗方式的。

此外，还有另外一个问题，就是"实施干细胞治疗是否就能够延长健康寿命"，对此还有一个很大的担忧要素。

最大的劲敌仍然还是癌症。如果身患癌症，即使实施干细胞治疗，在恢复活力之前就会被癌症击败。

　　我认为如果不着手进行预防癌症与干细胞治疗两手准备，健康寿命是很难延长的。因此，如果森田先生能够帮忙证明"在预防癌症的基础上实施干细胞治疗，延长健康寿命的可能性将极大增高"的这一假设，我将非常感激。

　　在我的周围，50岁以上正值盛年的人士罹患癌症的概率非常高。厚生劳动省发布的数字也表明每2个人中就有2人不幸罹患癌症。与玩剪刀石头布是相同的。我认为只要不防止癌症，自己在剪刀石头布的游戏中输掉的风险将很高。为了在剪刀石头布的游戏中立于不败之地，并保持健康活力，提高在10年、15年之内保持健康活力的可能性，我深感必须要认真地思考癌症医疗与再生医疗这两项对策。

关于抗衰老医疗（抗加龄医疗）

森田：　其实，我一直专攻的一个专业抗衰老医疗也非常有效，但是我估计大家可能对抗衰老医疗缺乏形象的认识。

太田：　森田先生您本人就是抗衰老医疗领域的最高权威吧。关于抗衰老医疗，能否详细地告诉我是怎样的一种医疗。

森田：　抗衰老医疗最初是在欧洲和美国开始的。　如果对antiaging直译，就是anti（抵抗）aging(衰老)，简单地说就是抵抗衰老和年龄增长。　实际上，　就是以避免罹患疾病，以铸就年轻健康人生为目标的医疗。为此，研究应该怎么做，　在临床中应用研究成果并付诸实践就是抗衰老治疗。

　　所谓避免罹患疾病就是在患病之前就要掌握患病的原因和征兆，向避免罹患疾病的方向引导。因此，我认为也能获得您的共鸣，**这就是更加积极的、先发制人型的预防医学**。

　　日本的预防医学的主体，是筛查体检和精密体检，这些是发现是否已罹患疾病的手段，但是已经晚了一步。抗衰老医疗所实施的检查的主体，是评价被查出疾病之前的状况，恰是实现超早期发现的检查。

此外，所谓年轻，是指不仅外表，包括身体内部都呈现没有衰老的有活力的状态。我是内科医生，因此希望强调这一点。即：仅有外表的"纸老虎"是不行的。

例如：**活性氧导致的氧化是造成衰老和疾病的重大原因，多余的糖分则会导致身体糖化，掌握氧化和糖化的状况，或者，检测或检查分子级别的体内营养状态，并在此基础上接受生活指导和点滴输液等治疗，这些属于针对身体内部的解决方策**。当然也有这些方面的研究。

思考改善外表也很重要。因为现实中很遗憾的是人们多是根据外表来判断别人的。此外，因为着手改善外观也能对身体内部带来好的影响。

所谓健康就是将寿命或健康寿命延长至理想水平。总而言之，为了达成这些目标，从医疗的角度提供支持的就是抗衰老医疗。

　　表面上看起来似乎很健康的人，在其看似健康的容貌中也可能潜藏着衰老和疾病的风险或征兆，从应对这些风险或征兆的意义上来说，可以说干细胞治疗也是其中一项方策。此外，肥胖人士还有罹患糖尿病的风险，或罹患癌症的概率将上升。此外，如我之前提到过的，由于糖化导致 AGEs 这一糖化终产物蓄积在体内各个部位，衰老将逐渐发展，并会导致疾病发作，因此也要对其实施治疗等。

　　癌症治疗也是我的研究对象，以抗糖化为代表的先进的、先发制人型抗衰老医疗也是我的主要研究与实践主题。

太田： 医生曾向我推荐**NMN点滴疗法**，那也是抗衰老治疗吧？

森田： 是的。NMN（烟酰胺单核苷酸）是以前曾被称为维生素 B_3 的烟酸的代谢产物。**NMN被进一步代谢为NAD，并激活被称为长寿或者抗衰老基因的去乙酰化酶，引导我们的身体朝健康年轻的方向发展**。

此外，线粒体也被激活并产生大量能量，使身体恢复活力，全身的各种机制都能很好地运转，我认为这就是非常适合抗衰老的营养素材。

是一种有可能推迟衰老时钟的时针转动，并尽量促使衰老时钟逆转的非常令人期待的物质。近年来，哈佛大学和华盛顿大学等全世界科研界都在全力开展研究，并逐渐找到了医学根据。

我也于 2022 年 6 月在全世界率先发表了与 NMN 的实际效果有关的人体临床研究论文（MoriTa Y. Glycative Stress Research 9(2):33-41,2022）

其实，在不久之前还不存在 NMN 的点滴疗法。即使在先进的美国，虽然有刚才所说的 NMN 的代谢物 NAD 的点滴疗法，但由于向细胞内的浸透性和副作用、点滴的滴注时长等问题，临床应用未能获得太大的进展。

但是，到了近期，已经能够进行 NMN 这种物质的点滴。这是非常理想的事，还在临床使用的过程中逐渐了解到 NMN 不仅滴注时间短，副作用也少。NMN 的营养补充剂也非常受欢迎。我们诊所也提供 NMN 以及富含抗糖化成分等的营养补充剂，后者是由大学研究室开发的。

太田：　NMN 点滴需要花费多长时间呢?

森田：　是的，因不同的输液量会存在差异，大体上用30分钟到1小时左右就可完成输液。如果是NAD，则需要几个小时，NMN 点滴输液真的非常快呀。

太田：　就其效果来说，对哪个部位有效呢?

森田：　对全身都能发挥作用。全身的抗衰老吧。在使用小白鼠的实验中，得到的结果是外观和衰老组织的功能都重回到了年轻态。

太田：　然后，还有一项，还有**超级睾酮注射**吧。与每两周必须注射1次的常规睾酮注射不同，据说超级睾酮注射仅需一年注射4次，每隔三个月注射1次，就能够保持雄激素……。

森田：　是的。如果是女性，是有更年期的吧。如果是男性，与更年期相当的词语被称为LOH综合征。

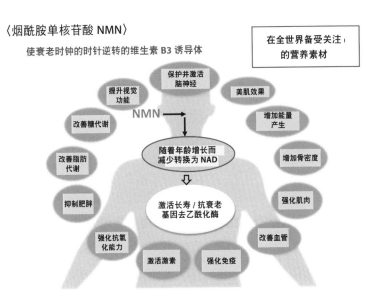

〈烟酰胺单核苷酸 NMN〉

使衰老时钟的时针逆转的维生素 B3 诱导体

在全世界备受关注的营养素材

提升视觉功能

保护并激活脑神经

美肌效果

改善糖代谢

NMN

增加能量产生

改善脂肪代谢

随着年龄增长而减少转换为 NAD

增加骨密度

抑制肥胖

激活长寿 / 抗衰老基因去乙酰化酶

强化肌肉

强化抗氧化能力

激活激素

强化免疫

改善血管

〈摄取 NMN 后本人感觉到的变化（体感）〉

● **肌肤**
色斑、细纹、雀斑减少，法令纹变得不明显，肌肤产生润泽、张力，肌肤变白
● **睡眠**
能够实现深度睡眠，中途醒来的情况减少，变得容易睡醒
● **体力**
变得不易疲劳，疲劳恢复变快，变得经常活动身体，跑步的速度变快，运动后的肌肉疼痛减轻
● **其他**
眼睛变得不易疲劳，夜间视力变好，眼睛过敏症状减轻，身体变暖，变得不易肥胖，变得不易醉酒，改善了便秘，头发生长速度变快，头发产生光泽，食欲增进，关节疼痛减轻，情绪变好，感觉头脑变得更加灵活

头痛、倦怠感、腹泻、眩晕、困倦（1-2 人、一过性）

Y. MoriTa, 2022 根据临床试验

　　总之就是由于雄激素睾酮随着年龄增长而减少，出现抑郁和性功能减退、认知功能下降等各种各样的现象，以及衰老逐步发展的综合征。**通过适当地补充睾酮，可改善这些症状，重返年轻时的状态，因此还有助于疾病的预防。**

　　如果是超级睾酮注射，接受诊断的次数较少，因此对患者来说是很好的。

太田：　如果不再分泌睾酮，就会失去战斗的底气吧？

森田：　是的，睾酮的减少也会对精神产生影响。比如：没有干劲、失眠、容易疲劳等。

太田：　对于从事股票投资或经营的男性来说，干劲是非常重要的哟。因为如果失去战斗的底气，就无法取胜。

森田：　从这个意义来说，保持睾酮也是非常重要的。其实，如果在癌症治疗期间使用抗癌药物，睾酮也将减少。

太田：　就是说也会因为抗癌药物的治疗而失去作为男性的斗争本能吧。糖尿病也是这样。

失去这种斗争本能，比如对于投资人和经营者来说，是风险最高的吧。当然，如果是患有癌症，在生存都很费力的状态下就更无法顾及这一点。即使癌症治疗很轻松地就熬过去了，也可能会失去斗争本能吧。

森田： 是的。由研究与雄激素相关疾病的"日本男性健康医学会"出示的案例，据札幌医大的熊本悦明名誉教授说，他曾收到一个由于癌症治疗而导致雄激素减弱的患者的咨询，虽有风险，但是注射睾酮后，患者身体恢复到了非常有活力的状态。还收到了来自患者家人的感谢，患者本人也有了生存的底气。

如上所述，各种各样的病例也证明了雄激素的重要性。

太田： 常规的睾酮注射以往必须每两、三周就注射1次左右，但是我们诊所提供的超级睾酮注射仅需每年注射4次即可。这样的话，身体承受的负担也将减少，很轻松吧。

森田： 不必频繁地接受诊断，对忙碌的人来说是非常难能可贵的，如果注射，就会有相应的痛苦，因此注射次数越少就越好吧。

太田： 我认为从成本方面来说，也具有优势。常规的睾酮注
射一次给药需要花费38，000日元左右，给药次数为每年
20次左右，因此全年需要花费76万日元。如果是超级睾
酮注射，每三个月花费9万日元左右，就是每个月3万日元
左右的成本。每年四次的话，大概就是36万日元，仅相当
于常规的一半费用，性价比很好。另外还有接受注射的频
率更低的好处。

　　很抱歉什么都从钱的角度来说，如果花费减半，次数
也减半，这不是很好吗？而且因为还有效果。

森田： 费用和治疗的次数都减少是很好的。

太田： 抗衰老其实对于预防癌症也是最大的武器吧？因为所
谓癌症就是年龄增长性综合征……，所以，极端地说，如
果不衰老就不会罹患癌症。

森田： 话虽极端，但是也可以这么说。复印机也一样，如果
变陈旧，就会出现污渍或复制错误吧。与那个是同样的道
理。因此，我认为不仅有必要开展针对癌症的治疗，还有
必要采取包括抗衰老治疗在内的综合措施。

　　关于癌症，在我刚才提到的癌细胞生长到能够在影像检查中发现之前的诊断领域，医学界已经投入了很大的力量，但是现状是有太多人都是等到罹患癌症，病情阶段升级，状况恶化后才去医院咨询的。如果从更早的阶段就采取应对措施，因癌症去世的人就会减少吧。

关于癌症的复发治疗

太田：　我估计癌症复发的患者也经常接受诊察。

森田：　癌症这种疾病确实很顽固，即使通过治疗能暂时缓解症状，但仍有不少人会出现癌细胞增殖，残留的癌症干细胞发生转移并复发的情况。

太田：　我听说在医院接受癌症治疗，在治疗结束后即使被医生告知"现在已经不是癌了"，但是接受"CTC检查"后，查出癌症干细胞的情形也非常多。即使ＣＴ影像中没有拍摄到，如果存在有可能转移的微小癌，变大后就会复发。罹患癌症的人大都在开始检查之后才了解到自己体内存在微小癌，发现癌症干细胞的可能性非常高。

　　因此，我认为如果在复发前为防止肿瘤变大进行适当的治疗，癌细胞虽然不会消失，但在复发之前的这段期间还是能够赚钱的。

森田：　这样的话，如果能够延长健康寿命，并相应保持健康的话，担癌状态，也就是与癌症共存也是没办法的吧。

太田：　癌症是一种很棘手的疾病。我所认识的患癌症的人都处于很不好的状态……。

　　按照我的标准，是否能够自己活动，是否能够赚钱是非常重要的，如果不能活动，不能赚钱，我认为这样的人生是非常悲惨的。但是，如果能够活动，能够工作，作为人类，就能够与癌症共存吧。如果变得无法活动，无法工作，与癌症共存也是很困难的。有一本名为《与癌症共存》的书，但是在接受抗癌药物治疗的同时，是很难与癌症共存的。

　　例如：假设有人在 30 多岁或 40 多岁时罹患乳腺癌，接受手术并完成了乳房全切的治疗。但是，我听说乳腺癌在脑内复发的情形很多。如果癌症转移至脑内并复发，治疗就会比较困难吧。

森田： 是的。　即使使用射线能精准照射到靶区的"射波刀（CyberKnife）"仅攻击脑内的癌症部位，其周围也会浮肿并对脑部产生影响。

　　另外，如果脑内形成一个肿瘤，脑内的其他部位也很可能会长肿瘤。最终，因为肿瘤反复复发会对脑的功能持续造成损伤，人生将迎来凄惨的结局。

太田： 与疾病抗争两到三年左右，例如：如果有小孩，在无法抚养小孩的状态下死于意识模糊，可能就无法作为人类有尊严地离世，我认为这是风险非常高的。

　　因此，作为经营者，如果是弥漫浸润型胃癌或胰腺癌，可以知道自己距离死亡的时间和剩余寿命，我觉得相对还更好一些。肺癌和乳腺癌的复发会导致长期罹患此病，是很痛苦的。

森田：　周围的人对此也不忍目睹呢。

太田：　因此，必须在癌症医疗中考虑防止已患癌症的患者复发。

森田：　虽然患癌症之前就消除其风险是最理想的。

太田：　我认为这是没办法的事。因为很多人都是在接受癌症手术后才知道本书中介绍的超早期发现检查和预防治疗……。

森田：　是的。　有可能被患者问"还有这样的检查和治疗呀！"。

防止癌症复发的治疗菜单中有各种各样的先进医疗和再生医疗可供选择。

太田：　**面向复发人士的治疗中有"高分子抗癌药物治疗（※6）"和"光免疫疗法（※7）"。**就是旨在防止复发的预防治疗。

我听说在微小癌的肿瘤化前治疗中，"基因治疗（※8）"和回输**"NK（自然杀伤）细胞"的NK细胞疗法**（※9）非常有效。

※6　高分子抗癌药物治疗……将抗癌药物"顺铂"等实施高分子化处理后通过点滴输液向体内给药的治疗。抗癌药物被运送至全身的癌细胞处，仅集中杀灭癌细胞。（详细信息请参考 P78）

※7　光免疫疗法……向体内施用与光发生反应的光敏物质，促使其聚集到肿瘤处，并通过激光光线引发的化学反应杀灭癌细胞的治疗。残留癌细胞和转移性癌症也会受到随后诱导的免疫激活的攻击。（详细信息请参考 P83）

※8　基因治疗……通过点滴输液向体内施用人体抑癌基因"p 53"和"TRAIL"等的治疗。仅聚集到肿瘤处，抑制癌细胞。（详细信息请参考 P58）

※9　NK 细胞疗法……NK 细胞能够发现并攻击被侵入体内的病原体感染的细胞和癌变细胞，将 NK 细胞取出到体外，待实现增殖并被激活后，再通过点滴输液回输到体内的治疗。提高免疫力，抑制癌细胞。（详细信息请参考 P90）

森田：　这样的治疗对正常细胞不会造成影响，仅有癌细胞才成为靶标，因此，几乎没有普通的抗癌药物所见的副作用，可以说是对身体非常温和的治疗。此外，在门诊短时间即可完成治疗也是很好的。

太田：　由美国国立卫生研究院（NHI）的小林久隆先生开发，现在在全世界备受关注的"光免疫疗法（※10）"首先是通过抗体反应让光敏物质粘附在癌细胞上，但是好像有很多肿瘤并不与小林先生开发的被称为EGFR抗体（※11）的这种抗体药物粘附。Opdivo也存在不与癌细胞粘附的情形。这是被称为抗体免疫学领域内的知识。

　　　　　药物被称为EPR效应（※12）的**药物递送系统（DDS）**（※13）以物理方式运送至癌组织处，但是如果不粘附在癌细胞上就没有意义了吧。

※10　光免疫疗法……是让由抗体药物与光敏物质组成的药物与癌细胞表面结合，并用激光光线破坏癌细胞的治疗方法。

※11　EGFR抗体……以在癌细胞的表面表达的EGFR（表皮生长因子受体）为靶标的一种分子靶向药物。

※12　EPR效应……将抗癌药物和基因等高效运送至癌细胞的一种DDS（药物递送系统）。（详细信息请参考P62）

※13　药物递送系统（DDS）……是指对进入体内的药物实施调控以送达目的地部位的药物递送系统。

森田： 确实如你所说的那样。

太田： 至少不粘附在肿瘤上，就没有效果，但是，可以让药物只通过癌症干细胞生成的新生血管（※14）的血管壁上的裂孔，并且只集中聚集在肿瘤处。此后，即使不是100%，好像还是有不少药物会粘附在癌细胞上的。

因此，如果反复治疗，必将有效果显现。因此，我认为与其采用一次性治疗，不如采用类似高尔夫的推杆击球，在草坪上逐步前进的方法更加有效。**我认为通过一步一步的治疗对肿瘤造成损伤的治疗方法，对癌症治疗来说是非常重要的。**

※14　新生血管……是指癌细胞为了摄入氧气与营养，从毛细血管中为自己生成的血管。血管壁的构造非常粗糙，如果是正常血管，并排裱衬在血管内侧的内皮细胞间的间隙只有几 nm，但是新生血管却有 $100 \sim 200nm$（纳米），间隙非常大。将抗癌药物等加工成仅能从这种大的间隙通过的大小，将药物运送到癌细胞周围的机制就是 EPR 效应。

太田： 基因治疗也有几种类型，治疗基因本身或递送基因本身。相对来说，我属于更支持递送新的基因的递送派。我认为与其修理二手车，不如送台新车过去更快。因为通过 EPR 效应，能够切实地将药物仅送达至肿瘤处。

森田： 是呀。

太田： 因为能够在物理层面上送达。如果发挥 EPR 效应，尽管量很少也能够将药物送达肿瘤处，只要增加次数即可。也许只是一小步，但是一定能够前进一步。

采用"推杆高尔夫"的策略来治疗癌症

森田： 如果副作用少且能够维持身体状况，患者也能够忍受治疗。

　　基本上，比起会对全身造成损伤的治疗，尽可能使损伤较少的治疗更有助于让患者看到希望。

太田： 不奢望一杆进洞。就是说"迈小步"，在不痛苦的范围内，通过多次推杆，持续击球……。

森田： 就是这样的。等到发现时，已经对癌细胞造成巨大的损伤。

太田： 就是说反复实施细致的治疗吧。我们对癌症治疗的基本原则是推杆高尔夫。决定不使用一号杆。

森田： 是这样的。由此达到提升整体效果的目的。

太田： 如果采用常规治疗，也许挥杆4次就能提升，但是，如果挥杆发力过猛，将高尔夫球击出界外（Out of Bounds）的话，也有可能死掉。如果采用推杆，也许要击杆10次……。

森田： 但却能够精准地接近目标。

太田： 因此，我们决定通过推杆10次，即增加次数，减少负担来治疗。

　　毕竟用强效抗癌药物一次性治疗，或通过手术全部切除，或射线照射这些手段造成的损伤确实也非常大。虽然效果明显，但是损伤很大，例如：下狠心接受射线

　　照射的话，患者将有一段时间不能动弹。服用抗癌药物两个月左右，再照射射线，此后，再接受手术的话，那就已经……。

　　　我的母亲也因为胃癌将胃全部切除，至今已经过七八年，仍然非常痛苦。如果胃被切除一半，就无法参与社会生活。切除一侧的肺也不行，总之，如果通过手术切除脏器，也绝不可能轻松地解决。仅完美地切除肿瘤，并保全原有功能的可能性很小。因为其功能也会连着被一起切除掉。

森田：　这样一来，正如您最开始所说的，对于投资人来说，患癌症会有很多不利。

太田：　我认为如果等到患癌症后再去治疗，很可能无法再工作了。这就是我为什么希望投资人在患癌症之前就对自己的身体做一些投资，选择预防治疗。即使患上癌症，也希望他们能得到尽可能副作用少、损伤少的治疗。

森田：　因为包括标准治疗，可供选择的越多越好。

太田： 还希望接受手术后的人也是为防止复发，采取推杆击球的方式逐步治疗，尽可能不对身体造成负担。

森田： 从我刚才所介绍的抗衰老的观点来看，我认为您所说的是正确的。如果在治疗中造成损伤，就会造成与衰老同样的不利影响。

例如：由于抗癌药物的副作用，头发脱落，皮肤粗糙，身体消瘦，憔悴不堪的人面容也会发生改变。感觉就如同老年人的容貌吧。

太田： 因治疗出现头发脱落，简而言之就是因为所有比癌细胞增殖速度更快的细胞都因抗癌药物而受到损伤。问一个私密问题，是不是生殖功能也会丧失？我曾经问过一位肿瘤内科医生，他告诉我所有的生殖功能都不会丧失。从逻辑上讲，肿瘤内科医生说的没错，但是当我实际环顾四周时，没有哪一位男性生殖功能没有受到损伤，因此，这很难令人置信。

森田： 我认为它肯定对生殖细胞有很大的影响。

　　我曾经说过接受癌症治疗后又进行睾酮注射的患者的经历,其实,男性功能的恢复与是否能够生育后代是两个不同的问题。

太田:　如此说来,我在接受干细胞移植之前,检查过两次精子活力率,第一次是8%,第二次检查的结果是7%。精子活力率必须达到40%以上,才能怀孕。如果不接受不孕不育治疗,则必须达到60%以上。但我在接受干细胞治疗后再进行检查时,已恢复到60以上,达到无需再治疗的水平。

森田:　在归巢(homing)机制的加持下,干细胞将聚集到人体虚弱区域,修复组织,因此,当然也能覆盖上述功能。

太田:　是否具有生殖功能对于男性来说还是非常重要的。如果失去了生殖功能,作为动物生存也就没有意义了。然后,这是我一贯的观点,我认为如果无法再赚钱,就无法养家糊口,男人的角色就终结了。

森田： 因为就寿命而论，男性不可能比女性长寿。

太田： 动物也是这样的。

森田： 百岁以上的老人中，女性占八成。与男性相比，女性在人数上占有绝对的优势。

太田： 动物也是雌性更加长寿吧。男性更加脆弱。希望多慰劳一下男性（笑）。

　　男性的肌肉力量也更强大，就人类来说，男性具有体形更大的倾向。因此，我认为男性的心脏负担比女性更大。无论是娇嫩女性的心脏还是我的心脏，大小没什么区别吧？

森田： 是的。心脏的大小男女并不存在差异。

太田： 我不知道这在医学上是否是真的，　我认为是这样的。因为如果在卡车上搭载轻型汽车的发动机，然后把油门踩到底的话，发动机就会坏掉。

森田： 这是一个很有趣的比喻。的确如此。

太田： 我不是医生，因此尽量单纯地思考问题。

森田： 很容易理解。

世界的癌症医疗与日本的保险制度

太田：　日本的癌症治疗既有比世界更先进的地方, 也有落后一些的部分吧。虽然是体制的问题。

森田：　这是一个很大的问题。

太田：　与海外的癌症医疗相比, 不是医生的技术落后, 而是只要不纳入保险诊疗就不行的这一制度成为障碍, 问题就出在这里。在海外已被批准的治疗, 直到被纳入日本的保险诊疗, 这期间大约会有15年左右的巨大时间滞后。

森田：　是的。

太田：　由于这种时间滞后和制度, 存在被排挤的治疗方法是不争的事实吧。

森田：　在手术技能、机器人手术和其他技能方面, 日本人还是很灵巧的, 水平非常高, 因此, 我认为他们在这些技术层面可能并不落后。

　　我认为保险制度的体制问题影响最大。我认为现在的保险制度已经不再适合当前的状况, 因此, 到了必须要思考的地步。

太田： 就医疗保险的制度来看，诊疗费非常低廉。例如：癌症的复诊费也只需要740日元。

森田： 是的，将740日元作为诊疗费在医院间进行分配，当然也会出现亏损的医院。

本来海外与日本的保险制度就不同。在海外有各种保险可供选择，其体制是除了保险涵盖的基本医疗之外再支付一些费用，就能够接受某某医疗。

日本原则上不允许混合诊疗，因此，比如一旦接受了自由诊疗（保险未涵盖的诊疗），当时一起实施的保险涵盖部分的诊疗也必须全额自费。也就是无法同时接受保险诊疗与自由诊疗。但是，如果诊疗时能将病历和结算明确地区分开，就不属于混合诊疗，因此医疗机构提供诊疗服务时要充分注意这一点。

太田： 在日本大家都非常依赖保险制度。因此，也许我的说法不恰当，就是说超级富豪与特别贫困的穷人能够接受的医疗服务是一样的。我认为这件事本身保证了平等，是很好的，但是我认为让富人切实支付费用，并将其纳入到医疗体制中更好。

森田：　是的。

太田：　因为采用全民医疗保险制度的国家很少见。我认为基本的标准治疗和保险制度应该保持不变，并应该批准在接受昂贵的治疗时能够适用的民营保险。

　　日本还没有批准像美国那种由民营保险公司提供的针对治疗费的私人医疗保险服务。我认为应该建立相应的体制来推行自由诊疗费的医疗制度。

森田：　在美国是能够选择保险的。但是，保险公司指定了医疗设施。

太田：　我认为如果医疗领域也要导入经济的原则，否则全部都会无法维系下去。例如：为了成为医生，投资5千万日元，终于成为研修医生时，最初的工资到手金额为13万日元。这真是非常不合理的。

森田：　我做研修医生时每月工资只有3万日元。牺牲睡觉的时间，勉强自己去干值夜班的兼职工作，努力维持基本生活。对身体很不好呢。还会发生错误。现在虽然好一些了，即便如此，我认为如果不提供更完善的保障也是不行的。

太田： 如果不值夜班或干兼职就无法维持基本生活。即使在大学医院内留校任职并成为副教授，到手的月薪也只有40万日元左右。

森田： 原来薪资是这样的啊。大家都在干兼职。

太田： 就算成为教授，到手的月薪也就60万日元左右吧。日本的大学医院的教授，可是拥有最高学识的一群人呢。而且也很努力。如果说这些人的年薪只有800万日元左右，我个人认为是不合理的。也有医生在医院工作之外靠兼职来补贴生活费。

森田： 每周有一天名义的研究日，实际上几乎都是去做兼职。虽说是兼职，但也是从事医疗工作，因此还是会对研究有益的。

太田： 正因为是依靠保险制度来运营医疗，现实才会如此的吧。

以美国为例，哈佛大学的医学系教授由于有捐赠扣除制度，年收入仍然达到上亿日元的级别，还能获得很多研究费。如果是中国，则使用很多国家预算。

　　其实, 我前段时间刚成为中国河南省最大的医院的教授。结缘于"纤维芽细胞移植"这一再生医疗, 这家医院拥有约 300 名医生。有 800 个左右的床位。全部都是由国家投资, 在占地面积等同于东京巨蛋球场大小的院区内建有住院楼。恕我直言, 日本的医院是无法在同一个水平上与这些人竞争的。我觉得就好像卡车与自行车竞争一样。

　　尽管是这样的环境, 京都大学 iPS 细胞研究所的山中伸弥先生仍然获得了诺贝尔奖, 提唱 EPR 效应的前田浩先生获得了诺贝尔奖提名。我认为这不是靠国家的力量, 而是个人意志的力量······。

森田：　正是如此。

太田：　我认为即便依靠这样的个人力量也不应该得寸进尺。即使有很厉害的个人, 也不能持久下去。

　　在我看来, 山中先生的研究费真的是少得不可思议。我被再生医疗挽救也是承蒙山中先生的恩惠。因为山中先生凭借 iPS 细胞获得了诺贝尔奖, 日本才能够开展再生医疗，因为如果没有取得该奖项，就没有干细胞，也没有再生医疗。日本对这样的人才居然没有拨付充足的研究费，我认为是不可思议的。

　　虽然国家很难对基础研究拨付很高的研究费用，但是如果没有这些基础研究，就没有 iPS 细胞。我认为应该对基础研究给予适当评价，并为此拨付资金。

森田：　确实如你所说。

太田：　我有点过于兴奋了（笑）。　其实我还是希望国家改变目前的医疗体制。我认为应该从社会的角度去逐渐改变现有医疗体制和科研体制的整体架构，例如保险诊疗、对基础研究的出资。

对癌症医疗的投资是很低廉的

太田：　前田浩先生在生前曾担任我们诊所的学术顾问（※15）　他提倡的 EPR 效应和药物递送系统在全世界被多次写入论文，也经常被别的论文引用。前田先生因此成为诺贝尔奖候选人，我认为这是日本最应该引以为荣的癌症治疗的业绩之一。

　　但是，为什么没有引起很大的关注，也没有获得相应的研究费呢？反而，哈佛大学对药物递送系统却投入了巨额研究费。日本虽然拥有足以在全世界引以为荣的先进技术，但是，伟大而宝贵的技术却被埋没了。

　　我认为国家和企业没有出资来提高像前田先生这些诺贝尔奖级别的科学家的待遇和研究费确实不合理。与欧美相比，日本的先进技术以几百分之一左右的价格被束之高阁。

※15　以故的前田浩先生⋯⋯药物递送系统研究的最高权威。开发让高分子物质仅送达至癌组织的 EPR 效应，成为诺贝尔生理学或医学奖候选人。

森田：　医生也是这样，所以各个领域的优秀的年轻研究人员流失到海外的大学。凭借科学技术一直引领世界的日本未来令人担忧啊。

太田：　我想要使前田浩先生的理论获得进一步的临床应用。在日本，即使建立实验室，成本也惊人的低。能够以不可思议的低廉费用建立可使用诺贝尔奖级别的技术的实验室。

例如：现在已经有辅助手术的机器人"达芬奇"吧。如果导入这款机器人，并实施术后维护，大约需要花费约10亿日元。或者被称为三维射线的最先进的放射治疗设备也需要花费10亿日元左右。与此相比，全世界最先进的药物递送系统技术太便宜了。

日本为什么要将足以在全世界引以为荣的先进技术束之高阁呢。一般来说都会倍加保护吧。

森田： 真是太可惜了。山中先生提出的山中因子(Yamanaka factor)（※16）在海外也被很多论文引用。

※16 山中因子(Yamanaka factor)……实现细胞的重编程(Cellular Reprogramming：重置细胞的分子钟)，是制造 iPS 细胞的 4 个重要基因（OcT3/4,Sox2,Klf4,c-Mic）。

太田： 但是，从投资人的观点来看，日本的这项先进技术便宜得可怕，对我来说是一个很好的投资项目。

我愿意为这样先进技术的临床应用投资。我的风格是不以技术本身获得专利为目的，而是对临床实际应用，并达到能够治疗的水平进行投资。

　　　　这样的医疗技术并不是经过十年就一定能开花结果的。而是需要一直持续积累的。比如药物递送系统,有基础研究,建立实验室进行临床应用,再达到批量生产整个过程需要历时 10 年左右。但是,如果投资成功,将有几百倍的盈利。

　　　　再回到刚才的话题,我认为日本对诊疗费、医疗技术、基础研究的评价与投入的资金还是太少了。

森田: 　诊疗费采用的是物理性的效益挂钩制。无法对诊疗的精度和认真程度等进行评价,如果有事实表明实施了检查,实施了点滴输液,开具了药物,就对此支付费用,制度就是如此。

太田: 　一旦制度如此,如果不开具药物,就无法维系医生的基本收入,那么肯定会开药吧?

森田: 　是的。因此,药物就很容易变得过剩。这样一来,下一步就是鼓励使用仿制药了吧。

太田: 　还真的有这样看似荒唐可笑的循环呢。自由诊疗也由于被暴露出部分阴暗面而遭到谴责,就连努力认真工作的医生也被不分青红皂白地一律加以贬斥。

　　即便如此，我认为保险诊疗的低廉诊疗费实在有点异常。

森田： 　恕我直言，在保险诊疗的范围内，认真干和干得差不多就行，两者也许并没有大的差异。实际就有不少破产的诊所和关门歇业的诊所。

太田： 　故意扭曲自然的经济机制，制度就会崩溃吧。因此，虽然我认为全民医疗保险非常好，但是不容易持久。

森田： 　这是体制的问题。

太田： 　我认为虽然还面临癌症治疗未来将如何发展这个遥远的课题，但是就眼前来说，保险制度比现实的科学技术的进步存在更大的问题。

　　与阐明癌症这个疾病本身相比，我认为应该更优先解决包括诊疗费和研究费的问题在内的制度疲劳的问题。接下来才是先进的治疗是否能够消灭癌症这个问题。因为如果没有奋战在一线的医生，就无法消灭癌症。

未来的癌症治疗的展望

太田： 　我认为讨论癌症是会消失的疾病还是不会消失的疾病，这还是很极端的。我认为只要复制基因，就必定会出现复制错误，癌症也许是不会消失的疾病。

　　患癌症的人增加的最大原因是人类的平均寿命每年都在增长吧。

森田： 　是的。 总而言之， 寿命延长也就意味着正在相应地衰老。

太田： 　野生动物很难因为癌症死亡吧。究其原因，我认为这是因为野生动物的平均寿命没有延长。

森田： 　是的。就是与寿命的关系吧。

太田： 　如果年龄增长，癌症也将增加，所以我估计癌症是不会消失的。

　　那么，**我认为如果癌症不会消失，未来的趋势应该是将重点转移到如何与癌症共存以及如何才能减少癌症的风险的预防方面，并推进即使罹患癌症也不会蒙受损伤的治疗方法。**

关于对不远的将来的展望，我认为基因组医疗或基于基因的癌症分类将成为全球标准，按照发病部位分类的方法将逐渐消失。

森田： 就是说预期将发展成个性化的医疗。从基因组的角度来查看，解析这个人的身体内发生的问题，并进行分类，根据这些结果来进行治疗。

实际发生的癌细胞的基因状况是问题根源所在，因此修复这些基因才是根本的解决措施，是非常重要的。基因治疗在日本目前也在逐渐增加，但还远远不够。如此思考的话，我就寻思能不能在我们诊所内提供先进医疗。

太田： 是的。基本上就是旨在延长健康寿命的医疗吧。

虽然是重复此前说过的内容，我们的目的不是想要通过先进的治疗来治愈癌症，终究还是为了各位投资人和经营者不会因为癌症失去宝贵的时间，希望他们在健康的状态下接受检查，为避免得癌症接受预防治疗。

　　对投资人和经营者来说，导致远大理想迟迟不能实现的最大原因是"疾病"与"衰老"。希望他们也关注预防医疗，就像关注饮食和运动一样，并对自己投资。因为无论积攒多少钱也买不到时间。希望他们将通过预防治疗挽回的时间更加有效地用于经济活动。

森田：　癌症的治疗也是这样，在医疗界里医疗技术正在以与计算机技术相同的速度迅猛发展。现在我们也能够提供低副作用的癌症治疗，让各位投资人和经营者能够在持续工作的同时接受治疗。

　　在抗衰老医疗领域，今后接触到创新的诊断和治疗方法的信息时我也会积极地进行研讨，导入优良的诊断和治疗方法，为各位保持健康尽一臂之力。

　　各位读者阅读至此，感觉如何呢？
　　也许我有点太激动了。请谅解。
　　我曾说过为了减少因癌症而痛苦的人，检查技术、预防方法、治疗方法是非常重要的，但是根本问题还在于日

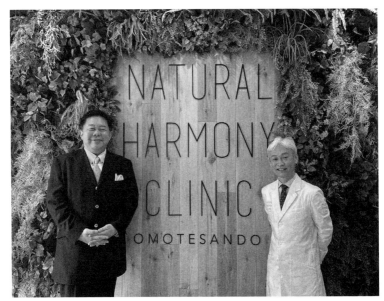

左：太田清五郎　右：森田祐二

本的医疗制度。这是我学习癌症医疗后的深切感受，因此向森田先生倾诉了我的想法。

我认为作为医疗从业者也可能难以启齿。但是如果是投资人就可以说。

为了逐步改变医疗，仅靠医疗从业者是很难推进的。我认为有必要让其他行业的人逐渐加入进来，从各种角度来审视医疗的走向。

　　我还将利用其他机会讲述这个问题，衷心希望各位以本书为参考，避免因癌症而断送自己来之不易的辉煌人生。

　　森田先生，非常感谢您接受本次的面对面访谈。

第五章

癌症究竟是何物？

在本章将邀请森田先生对癌症做基本说明。

请参考。

日本是癌症大国吗？

厚生劳动省发布的 2019 年人口动态统计表明每 3~4 个日本人中就有 1 人因恶性新生物 （癌症） 而死亡， 占据死亡原因第一位。

癌症是被广泛认知的疾病， 但是， 详细了解癌症的人却出人意料的少。 我担任主治医生的患者之中虽然也有充分学习过癌症的人， 但是大多数患者不了解癌症是如何形成的， 有怎样的治疗方法等， 他们是在这样的情形下度过每一天的。

因此， 接下来我想用尽可能易于理解的语言来讲解癌症的基本知识。 内容包括癌症是什么， 为什么会形成癌症，以及为了避免患癌症在日常生活中能够采取的预防方法。

〈按主要死亡原因划分的死亡率（10万人口占比）的年度演变〉

按照死亡原因划分的死亡率年度演变（2019 人口动态统计5　200605）

在癌症病人日益增多的日本，希望这个信息能够帮助到各位读者，并成为旨在防止罹患疾病的保护盾。

首先，我给大家看一个简单的图表，其显示了全世界癌症患者人数的演变情况。虽然是 2018 年之前的稍有些陈旧的统计数据，全世界范围内癌症患者人数在逐渐增加。在日本也呈现出相同的趋势。

虽然癌症导致的死亡人数也在增加，但是，与癌症患者人数的演变相比，死亡人数的增加还相对温和一些。对癌症

154

〈癌症患者在人口中所占的比例（2017年）〉

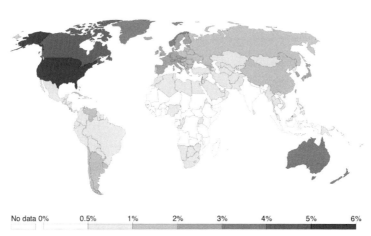

No data 0%   0.5%   1%   2%   3%   4%   5%   6%

出处：Our World in Date(https://ourwprldindata.org/cancer)

的治疗逐年在进步， 开发出了有效的药物和治疗方法， 推测
这与死亡率下降有关。

　　然后请看这张世界各国的癌症发病率趋势图 （上图）。
该图显示了癌症患者在各国人口中所占的比例。 在世界地图
之中， 深色国家表示癌症患者较多， 与此相对， 浅色国家
表示癌症患者较少。

　　观察这个地图， 可了解到一些非常意外的信息。 **地图中
呈现出来的趋势是： 在日本、 欧洲和美洲大陆等应该是医疗**

发达的先进国家癌症患者较多， 而在非洲、 秘鲁和巴西等南美洲或者位于大陆的所谓的发展中国家癌症患者反而更少。

也许有统计上的遗漏， 但是， 换句话说， 这种状况表明工业发达地区和先进地区的癌症患者较多， 自然环境保留较多的地区癌症患者较少。

观察这个地图， 可以了解到日本呈现稍微比较深的颜色， 属于患癌症人数比较多的国家。

在日本， 死亡原因居前三位的疾病分别是癌症、 心脏病、脑血管疾病。

从 2019 年的按照死亡原因划分的数据来看， 日本人的死亡原因居第一位的疾病是恶性新生物 （癌症）， 第二位是心脏病 （心肌梗塞等）， 第三位是衰老原因死亡， 第四位是脑血管疾病 （所谓的脑梗塞）， 第五位是肺炎。

第三位的衰老原因死亡是指由于衰老导致的自然死亡， 不被计入因病死亡。 因衰老而死亡的人数较多的事实， 可以说这是现代超高龄化社会的体现。

此外， 尤其是肺炎成为很多老年人在医院内去世的导火线， 但是肺炎在 2016 年之后呈现减少趋势。 因此， 就病死来说， 癌症、 心脏病、 脑血管疾病仍然是居死亡原因前三位的疾病。

〈主要死亡原因的构成比例（令和元年（2019年））〉

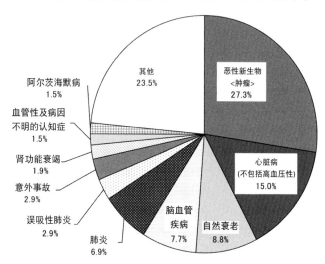

死亡原因的构成比例（根据厚生劳动省发布的令和元年（2019年）人口动态统计月报年鉴（概数）的概况

　　因癌症而死亡的人数比例在逐渐提高， 当然也就意味着患癌症的人数也在逐渐增多。 也就是说， 现代社会中有很多引发癌症的因素。

　　可以列举的因素有饮食内容的欧美化， 以及快餐和含有较多食品添加剂的加工食品的普及。 **现代社会既存在营养失调 （食物纤维和维生素、 矿物质类）， 另一方面也存在营**

养过剩 （饱和脂肪酸）， 呈现出两极分化的状态。 这样的饮食习惯被认为是引发癌症的一个重大因素。

例如： 患大肠癌的一个原因是与以往相比肉类摄入量增加导致脂肪摄入过多。 此外， 不规律的饮食习惯导致血糖值发生剧烈波动， 并由此引发胰岛素分泌过剩也会成为问题。

老年人容易罹患癌症， 现代日本进入超高龄化社会也是癌症患者增多的一个很大原因吧。

我推测由于这样的饮食习惯和社会变化， 日本的癌症患者才在日益增加。

癌症是如何形成的?

接下来我将说明癌症的发生机制， 阐明癌症是如何形成的。

香烟和酒类、 食品添加剂、 充斥于环境内的各种化学物质、 药物、 射线、 以及精神压力等多种原因将打开位于细胞内的致癌基因的开关。

于是， 基因在致癌开关打开的状态下被复制， 并且还打开了其他致癌基因， 与此同时， 随着细胞的不断分裂， 变异的细胞、 对身体不好的细胞将逐渐变大。

癌症不是突然形成的， 而是经过上述多个阶段的流程，用很长时间才发生的。 在医学术语中被称为肿瘤启动(initiation： 癌症的发生阶段)。

癌变从致癌基因启动的细胞开始发生， **但其实身体内存在阻止癌变的机制。**

这个机制就是人体抑癌基因和致癌抑制因子以及免疫。这些机制发挥作用， 修复正在变异的细胞， 如果很难修复，就会引导这些细胞自杀 (自我消亡)， 也就是细胞凋亡，确保变异细胞不再增加。 即便如此， 如果仍不停止增殖，免疫细胞将发挥作用， 消灭变异细胞， 防止癌变。

如上所述， 我们的身体具备不会让可导致未来罹患癌症的异常细胞增加的机制。

〈人体抑癌基因的功效〉

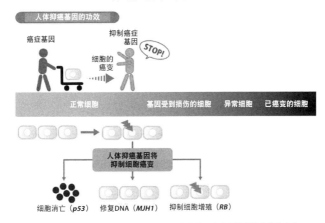

引用自国立癌症研究中心抗癌措施信息中心

〈人体抑癌基因失活〉

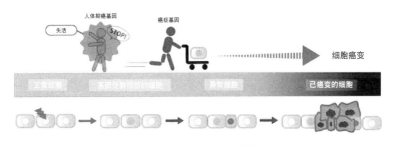

引用自国立癌症研究中心抗癌措施信息中心的发布

　　但是，在某个阶段如果这些机制不再正常发挥作用，异常细胞就会不断地持续增殖，并最终罹患癌症这种疾病。

这就是癌症发生的机制。

形成癌症的原因是什么？

其次，我将说明致使癌症发生风险增加的主要原因及其应对方法。

①吸烟

根据我国的研究，男性约30%、女性约5%的致癌原因被认为是香烟。香烟中含有5000种以上的化学物质、50种以上的致癌物质，因此能够理解吸烟致癌吧。例如：尼古丁自不用说，此外还含有苯并芘（Benzopyrene）、氰基化合物、以及镉和砷、氨。可以说简直就是毒物罐头。

到达肺的化学物质、致癌物质通过血液循环被运送到全身的脏器，其中一部分会造成DNA损伤或打开致癌基因，

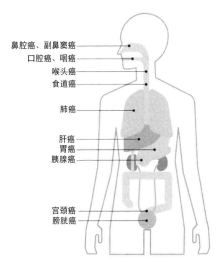

〈 吸烟者本人容易罹患的癌症种类 〉
（有明确科学依据的信息）

鼻腔癌、副鼻窦癌
口腔癌、咽癌
喉头癌
食道癌

肺癌

肝癌
胃癌
胰腺癌

宫颈癌
膀胱癌

厚生劳动省"吸烟与健康"
引用自与吸烟的健康影响有关的
研讨会报告（2016年）

促进产生癌细胞。 香烟的影响不仅是肺， 还会扩散至全身，
因此被认为其与很多种癌症的发生相关 （上图）。

**对于吸烟的人来说， 禁烟是最有效的预防方法。 即使此
前一直吸烟， 通过今后禁烟， 也能够减少风险。**

②感染症

已了解到感染症会增加患癌症的风险。

听到感染症，也许也有人认为很不可思议，例如：**幽门螺旋杆菌感染胃的粘膜并栖息在此，是增加患胃癌风险的细菌。** 这是一种原本并不存在于人体内的细菌，在免疫力较弱的婴幼儿时期因饮用生水或食用食物而感染。幽门螺旋杆菌会持续栖息于胃中直到人体成年，被认为其可能会引起胃粘膜的慢性炎症，致使萎缩性胃炎的病情发展，促进胃壁细胞的癌变。但是，感染幽门螺旋杆菌的人并非一定会患癌症。据说如果发现感染了幽门螺旋杆菌，通过采用抗生素实施灭菌治疗，几乎可以消除患胃癌的风险。

另外一种经常引发问题的感染症有**人乳头瘤病毒（HPV）**。由于性行为等感染，导致女性患宫颈癌或男性患尖锐湿疣这些性病。**近年来开发出了针对这种病毒的疫苗，已经能够预防感染**。最近的研究表明，在首次性行为之前接种疫苗，可获得良好的预防效果。

③饮酒

适度的饮酒有助于在日常生活中放松和娱乐。 然而， 有报告表明饮酒会增加口腔、 咽喉、 喉头、 食道、 大肠、肝脏、 乳房等的患癌风险。

摄入体内的乙醇在肝脏中代被谢为乙醛。 乙醛在实验动物体内被判定存在致癌性。 此外， 还有报告表明饮酒会使**免疫功能降低， 导致癌症**。

如果每天饮用， 啤酒最多 500cc， 日本酒最多二合（360ml）， 烧 酒 根 据 度 数 而 异， 最 好 不 高 于 一 合（180ml）， 葡萄酒则控制在玻璃杯 3 杯以内,这样的酒量被视为 "适量" 饮用。 由于威士忌的酒精浓度相当高， 应控制在烈酒杯 （shot glass） 1 杯以内。

但是， 即使是被誉为 "适量则为百药之首" 的酒，现在并无适量的标准， 医学共识普遍认为饮酒 "对身体毫无益处"。

④食材、 食品

肉食和加工肉 （火腿和香肠等） 类被视为会增加消化器

官癌症风险的食物, 此外, 盐分多的食品会损伤胃粘膜,
增加患胃癌的风险。

另外, 温度高的食物和饮料会损伤口腔、 咽头、 食道
的粘膜, 适度放凉后再食用 (饮用) 是非常重要的。

反而, 降低癌症风险的是含有食物纤维的食材和所谓的
含有大量多酚的食材 （黄绿色蔬菜、 海藻类）、 蘑菇类的
β 葡聚糖等。

⑤肥胖

其实肥胖也被认为会增加罹患食道癌和胰腺癌、 肝癌、
大肠癌、 闭经后的乳腺癌、 子宫内膜癌、 肾癌等的风险。

根据国立癌症研究中心的研究报告, 呈现出身体活动量
越大患癌症的风险就越低的倾向。 运动有望可降低血糖值,
增强免疫功能, 提高脂肪代谢等, 因此日常保持锻炼身体的
习惯也有助于预防癌症和消除肥胖。

⑥化学物质

由于每一天都接触有害的化学物质, 将会增加致癌风险。

相信有很多人都知道石棉引发的健康危害 （诱发恶性胸膜间皮瘤和肺癌） 的问题吧。

此外， 2011 年大阪市的一家印刷公司发生了员工中有很高比例的人因患胆管癌而死亡的案例。 厚生劳动省着手调查时发现， 该公司长期以来都将 “1,2- 二氯丙烷” 作为油墨清洗剂使用， 成为引发胆管癌症的原因。 该物质在当时是没有对处置施加行政管制的化学物质。 这是一起由化学物质引起的致癌案例， 当时被新闻媒体进行了广泛报道。

处置危险的化学物质时， 有必要采取适当的措施以防止与化学物质接触， 摄入体内。

⑦激素制剂

近年来， 对女性的更年期障碍治疗中开始通过激素补充疗法来补充由于年龄增长而减少的雌激素。 用于治疗的性类固醇激素 (sex steroid hormone) 被认为会对乳腺癌、 子宫内膜癌、 卵巢癌的发病造成影响。

在实际治疗时， 医生会慎重判断是否适用这种激素， 准确判断适当的用量并慎重实施治疗， 因此可以认为这很少会引起问题。

怎样才能不患癌症?

那么, 我们为了避免罹患癌症, 应该采取怎样的行动呢?

首先, 应该实践的是尽可能避免及消除前面列举的原因。**禁烟、 注意合理饮食、 保持适当体重、 少量饮酒、 锻炼身体**这些措施将有助于降低患癌的风险。

作为更加积极的防癌措施, 也有**预先筛查癌症风险, 如有风险发病前接受预防治疗**的这一做法可供选择。

例如: 在我们诊所提供的**"CTC 检查 (血液循环肿瘤细胞检查)" 是旨在发现血液循环中的癌细胞的超早期发现癌症检查**。 与在普通的癌症筛查体检中的发现相比, 能够在极早期阶段发现微小癌 (癌症的萌芽状态), 或者现有癌症的血行转移的风险。

　　这种检查被称为 Liquid biopsy （液体活检）， 是使用体液 （如果是 CTC 检查， 则为血液） 进行的一种病理检查。如果形成癌症， 癌细胞在癌组织整体还没有长到 1mm 的非常早的微小阶段就进入到血管内， 或者， 位于癌细胞之中的 MRN （修复人类基因组 DNA 的酶） 和微 RNA （细胞间信息交流物质） 就会跑到细胞外。

　　Liquid biopsy 是通过采集血液或尿液等体液来检测癌细胞本身和上述各种癌症相关物质并做出诊断的检查。

　　除了 CTC 检查之外， 我还在关注**检测微 RNA 的检查（misignal 检查）， 微 RNA 从癌细胞中进入被称为外泌体 (exosome) 的囊泡， 并流入血液中**。

　　作为细胞间信息交流物质的微 RNA 有很多种类， 通过详细检测其构成状况， 就能了解其来源， 因此， 已被应用于微小癌的发病风险诊断。 微 RNA 会被排泄到尿液中， 因此能用尿液标本来实施 Liquid biopsy。

除了很难发现的卵巢癌外， 这项检查还能查出乳腺癌、肺癌、 胰腺癌、 胃癌、 大肠癌等到底是哪个脏器发生了病变。

即： 通过 CTC 检查检测血液中是否有癌细胞或癌症干细胞及其数量， 并接受微 RNA 检查， 可以比普通的影像诊断在更早期阶段掌握癌症发病的征兆和转移风险， 因此可以说这为以往未能预见充分效果的预防治疗打开了一扇大门。

只是 CTC 检查属于特殊的检查， 需要有熟练的专业医务人员操作， 因此只能在有限的医疗机构内接受检查， 并且还不属于保险适用对象的医疗。

癌细胞由于致癌开关开启而增殖， 但是如果人体抑癌基因发挥作用就能阻止其增殖。 反之， 如果人体抑癌基因无法正常发挥作用， 癌细胞就会不断增殖。 作为基于此观点的预防方法， **有向癌细胞注入人体抑癌基因的方法**。 换句话说，就是通过人体抑癌基因来逐渐关闭变异细胞的致癌开关， 并使之接近正常细胞的治疗。

在被诊断为癌症的情形下， 为了使变弱的人体抑癌基因的作用得以恢复， 将实施**人体抑癌基因的点滴输液或局部注射**。

但是， 癌细胞， 尤其是癌症干细胞其实很顽固， 即便如此， 还是有可能跑到血液中。 因此， NK （自然杀伤）细胞等免疫细胞就要发挥作用了。 如果免疫细胞被激活并充满活力， 针对癌症的抵抗力就会增强， 因此可以考虑增加抵抗力的选项。 在我们诊所也实施**使用再生医疗技术在院内的实验室增加 NK 细胞， 并通过点滴输液回输到体内以增强免疫力的治疗**。

身体各种机制随年龄增长 （衰老） 而出现的功能下降、以及各种陈旧物质的蓄积也是导致癌症的重大原因， 因此，通过再生医疗的干细胞治疗来延缓衰老也是不错的选择吧。

越早接受此类检查和预防治疗， 效果越好。

上图所示的是 2017 年时的患癌率， 男女都是从 45 岁前后开始罹患率逐渐增高。 尤其是男性， 罹患率曲线从 50 多岁

〈癌症罹患率~年龄带来的变化〉

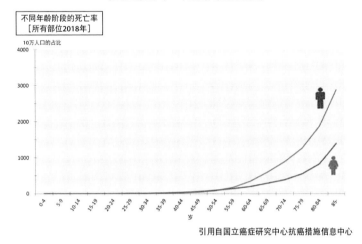

不同年龄阶段的死亡率
［所有部位2018年］

引用自国立癌症研究中心抗癌措施信息中心

开始有很明显的提升。 我认为在这个正值盛年的年龄段因为癌症而饱受伤害是最痛苦的。

如果在 30 多岁时接受 CTC 检查， 就能够制定将这张图表的走向再往后推迟10年的目标。 上了年纪再接受治疗， 存在身体反应比年轻人差的倾向， 因此最好尽早检查、 尽早治疗。

关于癌症的标准治疗

　　能够在医疗保险制度内接受的癌症治疗被称为 "标准治疗"。 标准治疗是根据医学证据级别 （evidence level） 很高的临床研究， 并且从医学的观点判断有依据的治疗方法， 是经过国内外的很多专家检验过安全性和有效性后确立的治疗。

　　标准治疗就是 "手术"、 "化疗 （抗癌药物治疗）"、 "放射治疗" 这三种治疗， 我们在保险广告等中经常听到的 "癌症三大疗法" 就是指这些治疗方法。

　　手术与放射治疗属于 "局部疗法"， 原则上是用物理手段去除没有转移到远处脏器 （远处转移） 还停留在局部的癌组织， 或利用射线的力量消灭癌组织。 另一方面， 化疗属于 "全身疗法"， 让抗癌药物或激素制剂、 免疫检查点抑制剂等随着血液循环， 或者通过局部给药注入癌组织的治疗方法。

如上所述， 这些是可以预期有一定治疗效果的标准治疗，但是， 治疗后癌症干细胞将会成为问题。

如果将癌症干细胞比喻为蜂王， 癌细胞就是工蜂， 据说1亿个工蜂中只有1个蜂王左右 （癌症干细胞）， 并承担生育工蜂 （癌细胞） 的职责。 抗癌药物和放射治疗能够减少工蜂， 但很难杀死蜂王。

当然， 并不是不能清除蜂王。 最有效的方法是采用物理手段， 通过手术切除整个癌组织， 但是即使在肉眼可见的程度， 用手术在较大范围内切除患部， 经常都有蜂王可能已经逃逸到血管和淋巴管中的情形， 这会导致癌症复发。

尤其是乳腺癌， 蜂王可能会逃入骨髓并在此冬眠。 因此， 如果是乳腺癌， 有经过10年、 15年之后复发的案例，因此乳腺癌不是5年生存率， 必须长期随访。

如果留下蜂王， 将通过生育新的工蜂而增殖。 并且更糟糕的是， 蜂王会收集哪些抗癌药物对相当于蜂王后代的癌细胞造成了损伤的信息， 并据此生育出具有耐药性的后代。

由于抗癌药物不再有效， 因此改为其他抗癌药物， 做出这种决定是因为会发生药物耐药性。 并且， 在多次改变抗癌药物的过程中， 有效药物逐渐消失是很常见的。

因此， **一旦工蜂数量通过标准治疗而减少时， 进一步采取怎样的措施就变得非常重要**。 由于很多事情单靠自己的免疫力是很难完成的， 我认为通过使用基因治疗、 免疫疗法、光免疫疗法等其他各种先进方法会提高治愈率。

我认为无论是标准治疗还是其他疗法 （即所谓的不适用医疗保险的自由诊疗）， 如果合理使用都很好， 但是， 在日本并不允许混合诊疗。 仅仅依靠标准治疗的话， 还是有不少困难的， 因此， 我认为如有可能， **最好通过 CTC 检查等先进的检查来评估治疗后的状态， 并思考下一步措施。**

癌症治疗与 QOL

在谈论疾病的治疗时， 经常使用 QOL （Quality of Life） 一词。 也被翻译为 "生活质量"， 具体来说就是指治疗疾病所伴随的身体的、 精神的、 经济的质量。

在常规的癌症治疗中， 癌细胞和正常细胞都同样会受到损伤， 因此副作用往往会导致身体痛苦， 头发脱落， 或者无法持续工作， 导致生活质量下降。 即使治疗结束出院后， 重返正常生活也要经历漫长的时间， 或者不能够再像以前那样正常地生活和工作。

当然， 为了治疗疾病， 患者对此已做好心理准备并接受治疗， 但生存与能够回归正常生活是两码事。

为了提高生活质量， 最理想的方法是不对正常细胞造成损害， 仅对癌症有效。

例如：在 "高分子抗癌药物治疗" 中使用与标准治疗相同的抗癌药物 "顺铂" 等，标准治疗属于有医学证据的治疗。这是一种很有效，但是副作用也较大的抗癌药物。

通过将这种 "顺铂" 加工成仅会对癌症造成损伤的状态给药，不会损害其他的健康细胞，并减少副作用，帮助患者在治疗期间内也能够维持正常生活。即：无需降低 QOL。

据报道，在以相同方式加工并施用另一种抗癌药物的案例（※8）中，一名晚期癌症患者能够从轮椅上站起来走路，在身体好时甚至可以去吃拉面。

※8　摘自 《癌症治疗革命 "没有副作用的抗癌药物" 的诞生》（发行：文艺春秋）

此外，**免疫疗法和干细胞疗法对接受癌症治疗后的免疫力和体力改善是有效的**。

切除脏器的手术和对正常细胞也会造成同等损伤的抗癌药物以及放射治疗会导致身体机能下降。原本应该成为友方的免疫细胞也由于抗癌药物和射线的影响而功能减退。

即使想要摄取营养，消化系统也由于治疗而受到损伤，无法充分摄取营养，处于低蛋白状态，肌肉力量也减弱，失去体力。经常听说患者在出院后即使身体状况不错，因为处于这样的状态，也无法再从事以前的工作。

可以将术后的这种状态称为精神上和身体上都需要获得支援的脆弱状态吧。

因此，干细胞疗法将充分发挥功效。

作为再生医疗的干细胞疗法，是通过取出自身皮下脂肪等内的干细胞，增加后再回输到体内，促使受损部位再生，并有望尽快恢复的治疗。

今后的癌症治疗不应仅局限于切实攻击癌细胞的治疗，还需要在充分考虑患者身体状况的情况下以更广阔的视角来思考。在尽量保持身体状况的状态下实施癌症治疗是最理想的。

癌症是用普通手段难以对付的疾病。

正如不同的人性格不同一样，癌症的性质也形形色色，因此，有必要根据具体状况实施个性化治疗。除了知识与经验，我们医生还须具备为每位患者制定最佳治疗方案的诊疗能力。

　　我决心尽我所能帮助那些因癌症而痛苦的人，　并朝着可以克服癌症的未来而努力。

　　谢谢。

结语

阅读本书后感觉如何？

希望读者能够理解无论现在的生活多么光彩夺目，一旦罹患癌症，辉煌的光芒就会转瞬即失。患癌带来的巨大冲击将导致你以往积淀的财产和人脉以及经验一切都会分崩瓦解。

为了避免出现这种状况……。

首先要避免罹患癌症。这是任何人都会罹患癌症的时代。请不要过于自信地认为自己不可能会患癌症。请秉持谦虚的心态，重新审视你的生活。如果持续自甘堕落的生活，必将后悔不已。我就有这样的经历。

还是接受检查，争取早期发现吧。如有可能，希望你接受本书中所介绍的 CTC 检查这类能够超早期发现癌症的检查。如果有癌症的征兆，有提高免疫力、修复基因的预防方法。

本来想要早期发现才去接受检查的话，也可能发现癌症已经扩散。即使在这个时候也请不要放弃，没关系的。还有很多解决方法。

如果保持镇定并切实制定战略积极接受治疗， 即使患有晚期癌症， 也有人能够生还。

我从投资人的观点出发， 深入审视了癌症医疗。 自己人生的投资人就是你自己。 到底是得还是失？虽然有各种各样的分界线， 但是如果罹患癌症， 几乎所有情形都会蒙受巨大损失。 也许会破产。 失败的最大因素就是癌症。

为了不失败， 该怎么办呢？为了使各位对自己人生的投资立于不败之地， 我撰写了该指南书。

人生只有一次。

你不希望尽情享受吗？因此， 绝不能罹患癌症。

请在身体健康之时就思考防癌措施。

每 2 个人中就有 1 人将患癌症。 如果是 1000 人的公司，就会有 500 人将患癌症。 这是一个令人恐怖的数字。 让我们成为那一半不会患癌症者中的一员。

即使不幸患上轻度癌症， 无需接受痛苦的治疗也能治愈。能够尽情工作。 将癌症攻克到此地步吧。 不要再与癌症继续纠缠。 但愿各位能拥有这样的人生， 本书若能在其中起到参考作用吾将深感荣幸。

感谢您阅读此书。

最后衷心祝愿各位读者身体健康，幸福美满！

太田清五郎

表参道 Natural Harmony 诊所

邮编 150-0001

东京都涉谷区神宫前 6-25-14

JRE 神宫前媒体广场大厦 5 楼

https://natucli.com/

电话： 0800-800-4977

森田祐二（MoritaYuuji）

从东京医科大学毕业后，在札幌医大、国立癌症中心等从事研究活动和内科临床、预防医疗。

现在医疗法人新产健会（札幌）、同志社大学生命医科学部抗衰老研究中心 / 糖化应激研究中心（京都）、表参道 Natural Harmony 诊所及神宫外苑 Woman Life Clinic（东京）等全力开展与再生医疗、抗衰老医疗、最新癌症医疗等有关的临床科研及与相关的科普宣贯活动。

・日本内科学会认证医生
・日本抗衰老医学会专业医生、评议员
・国际细胞学会细胞病理学家
・国际运动营养协会营养补充剂顾问
・经血干细胞临床研究会学术理事
・糖化应激研究会监事
・日本再生医疗学会会员
・国际集束化治疗学会会员

主要著作
《自己的年龄由自己决定》 现代书林
《抗衰老医疗》（分担执笔） 新兴医学出版社 等

太田清五郎（Oota Seigorou）

1963年7月出生。毕业于中央大学法学系。
于1988年作为松下政经塾的第9届学员入学。
于1990年入职㈱安盛咨询公司（现在的㈱埃森哲）
并于1995年入职Proudfoot Japan㈱。
在此期间内从事过由破产重整基金直辖的以IT战略为代表的全公司收益改善、企业破产重整等很多项目。
从1995年开始从事㈱ FOUR SIS & CO.及其他几家企业的持有人经营。
1999年参与设立MONEX证券，并出任外聘董事。
此外，还出任几家企业的外聘董事。
现担任㈱ FOUR SIS & CO.与㈱Conservative Holdings的代表取缔役，并运营表参道Natural Harmony诊所。

主要著作
《简明易懂的干细胞治疗入门》 KK Longsellers出版 2022年
《孙子兵法》》（解说） KIKOSHOBO出版 2006年
《巴菲特流派的投资术》KIKOSHOBO出版 2006年
《工作真的愉快吗？》（监译） KIKOSHOBO出版 2007年
《招揽财富与幸福的魔法提问》 KIKOSHOBO出版 2007年

癌症的 "超早期发现、超早期治疗"
希望投资人、经营者提前了解

2023年11月1日 第一版发行

作 者 森田祐二 太田清五郎
发行人 真船美保子
出版社 KK Longsellers
　　　　新宿区高田马场 4-4-18 邮编： 169-0075
　　　　电话 （03） 5937-6803（总机）
　　　　http://kklong.co.jp/
印刷・装订 大日本印刷（株）
如有漏字、错字，将予以更换。※ 定价见封面。
ISBN978－4－8454－2326－2 Printed in Japan 2023